新时代职业教育护理专业高水平实践教学系列教材

儿科护理技能实训

□ 主编　南桂英　刘丽丽　李习平

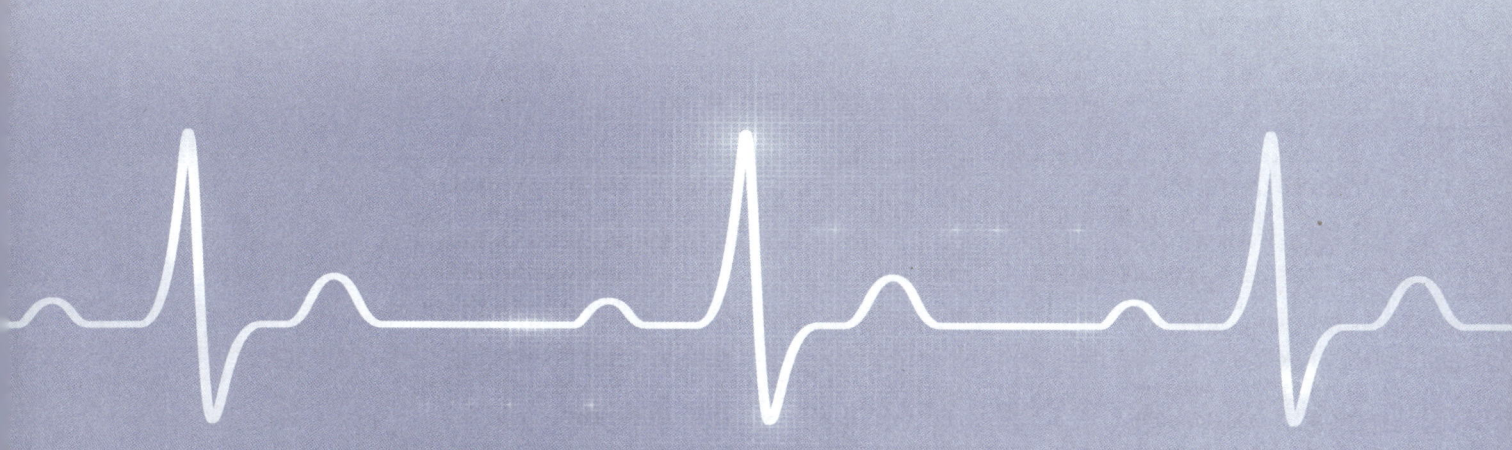

中国教育出版传媒集团

高等教育出版社·北京

内容简介

本书是新时代职业教育护理专业高水平实践教学系列教材之一，是根据现代儿科临床护理岗位能力需求、全国护士执业资格考试大纲及全国职业院校护理技能大赛规程编写而成的。内容包含6个模块，涵盖儿科基础护理技术、儿童测量技术、喂养技术、血标本采集及静脉输液技术、新生儿及相关疾病护理技术和儿童专科疾病护理技术下的42个常见护理任务。本书通过临床案例导入任务，每项操作以表格形式呈现，操作流程明晰，附有情境对话，图文并茂；同时通过技能操作视频直观呈现护理操作程序和职业规范；评价反馈采用自评、互评、师评、问题探究和问题测试，进行全方位评价。

本书为新形态一体化教材，以纸质教材为载体，用二维码将数字化教学资源与教材进行有机融合。教学配套资源有PPT、视频、测试题、评价表、职业精神微课等。

本书可供高等职业教育和中等职业教育护理、助产等专业教学使用，也可作为从事临床护理工作人员的参考书。

图书在版编目（CIP）数据

儿科护理技能实训 / 南桂英，刘丽丽，李习平主编. -- 北京：高等教育出版社，2024.6

ISBN 978-7-04-060591-4

Ⅰ. ①儿… Ⅱ. ①南…②刘…③李… Ⅲ. ①儿科学 - 护理学 - 高等职业教育 - 教材 Ⅳ. ①R473.72

中国国家版本馆CIP数据核字（2023）第098906号

ERKE HULI JINENG SHIXUN
儿科护理技能实训

| 策划编辑 | 夏 宇 | 责任编辑 | 夏 宇 | 封面设计 | 王 琰 | 版式设计 | 徐艳妮 |
| 责任绘图 | 易斯翔 | 责任校对 | 张 薇 | 责任印制 | 高 峰 | | |

出版发行	高等教育出版社	网 址	http://www.hep.edu.cn
社 址	北京市西城区德外大街4号		http://www.hep.com.cn
邮政编码	100120	网上订购	http://www.hepmall.com.cn
印 刷	固安县铭成印刷有限公司		http://www.hepmall.com
开 本	850mm×1168mm 1/16		http://www.hepmall.cn
印 张	10.25		
字 数	290千字	版 次	2024年6月第1版
购书热线	010-58581118	印 次	2024年6月第1次印刷
咨询电话	400-810-0598	定 价	52.00元

本书如有缺页、倒页、脱页等质量问题，请到所购图书销售部门联系调换
版权所有 侵权必究
物 料 号 60591-00

新时代职业教育护理专业高水平实践教学系列教材编审委员会

主　任：吴欣娟　中华护理学会、北京协和医院
副主任：薛　梅　天津医学高等专科学校
　　　　皮红英　中国人民解放军总医院
　　　　唐红梅　上海健康医学院
　　　　薄海欣　北京协和医院
委　员：绳　宇　北京协和医学院
　　　　季诗明　中国医学科学院阜外医院
　　　　单伟颖　承德护理职业学院
　　　　才晓茹　沧州医学高等专科学校
　　　　张　慧　江苏医药职业学院
　　　　龙雨霏　昆明卫生职业学院
　　　　张雁平　金华职业技术学院
　　　　姜　娜　岳阳职业技术学院
　　　　赵胜忠　江苏卫生健康职业学院
　　　　石少婷　烟台卫生健康职业学院

《儿科护理技能实训》编写人员

主　编　南桂英　刘丽丽　李习平
副主编　张小娟　王秀娟　刘鹏妹　林秀芝
编　委　（以姓氏笔画为序）
　　　　王旭梅　国家儿童医学中心　首都医科大学附属北京儿童医院
　　　　王秀娟　国家儿童医学中心　首都医科大学附属北京儿童医院
　　　　王雪静　国家儿童医学中心　首都医科大学附属北京儿童医院
　　　　云玉丹　包头医学院卫生健康学院
　　　　毛　霞　岳阳职业技术学院
　　　　兰　萌　天津医学高等专科学校
　　　　刘　文　国家儿童医学中心　首都医科大学附属北京儿童医院
　　　　刘小艳　昆明卫生职业学院
　　　　刘丽丽　国家儿童医学中心　首都医科大学附属北京儿童医院
　　　　刘鹏妹　包头医学院卫生健康学院
　　　　孙移娇　岳阳职业技术学院
　　　　李　焕　沧州医学高等专科学校
　　　　李习平　岳阳职业技术学院
　　　　张小娟　重庆医药高等专科学校
　　　　张彩云　国家儿童医学中心　首都医科大学附属北京儿童医院
　　　　林秀芝　沧州医学高等专科学校
　　　　南桂英　沧州医学高等专科学校
　　　　聂晓娅　重庆医药高等专科学校

序

在国家卫生健康事业的宏伟蓝图中，护理工作占据着举足轻重的地位，在维护和促进人民健康方面发挥着不可替代的作用。习近平总书记强调：要关心爱护广大护士，把加强护士队伍建设作为卫生健康事业发展重要的基础工作来抓。本系列教材的编写，正是基于这一时代背景，旨在培养具有专业素养和人文关怀的护理人才，为健康中国建设贡献力量。2024年，教育部将护理专业列入国家控制布点专业，体现了国家对护理教育的高度重视和战略布局。

教材是育人育才的重要载体，是教育教学中不可或缺的一环。近些年，在国家的大力支持和各界同道的不断努力下，我国护理专业教材规模显著扩大，质量明显提升，为稳定教学秩序、提高教学质量提供了坚实保障。新时代职业教育护理专业高水平实践教学系列教材，是在广泛深入的社会调研基础上，以行业需求和岗位要求为导向，按专业核心技术进行编写的。纵览全书，其主要特色和创新之处体现在以下四个方面：

一是立德树人，德技并修。系列教材以立德树人为根本任务，强调德技并修、德能并重，以临床真实案例为载体，结合岗位场景，按照护理程序，加入护患沟通交流，强化思政引领，将技术操作、人文关怀、职业精神深度融合。

二是岗课融合，实践导向。系列教材以护理工作程序为主线，将岗位新技术、执业新标准、护理新规范、大赛新要求有机融入，以问题为导向，层层探究，引导学生构建临床思维，提升分析、解决问题的能力。

三是纸数结合，创新教学。党的二十大报告提出"推进教育数字化"，推进护理教材的数字化建设是服务教育数字化战略、助力护理教育高质量发展的关键内容。系列教材以纸质为纲，数字协同，虚实结合，创新实训教材新形态，嵌入虚拟场景、情景模拟训练，引入智能辅教，配套数字互动平台，将教材、课堂、教学资源进行立体融合数字升级，实现实训教材的交互式学习和泛在式学习。

四是评价创新，促进改革。系列教材创新性地将学生反思自评引入实训过程性评价系统，弥补了既往教材评价环节的不足，有助于促进学习者评判性思维能力的养成。

该系列教材的出版，是响应国家教育方针、深化产教融合的重要举措，希望能够成为学校和企业推进产教深度融合的重要抓手。该系列教材融系统性、学术性、数字化为一体，将为我国职业教育和卫生健康事业高质量发展做出积极的贡献。

前　言

党的二十大报告中提出推进健康中国建设，把保障人民健康放在优先发展的战略位置。护理工作是卫生健康事业发展的重要组成部分，"以病人为中心"的整体护理模式变革对护理人员的素质、理论知识和技能提出了更新、更高的要求。在这种情况下，迫切要求开发与人才培养相适应的，融合了"新理念、新知识、新技术"的新形态一体化技能实训教材，以更好地满足现代社会和护理学发展的需要，保障人民对健康的需求。

本教材以党的二十大精神为指引，遵照全国职业教育大会和新职业教育法的要求，全面贯彻党的教育方针，以立德树人为根本任务，以职业能力培养为核心，强化医学知识与人文精神相融合，突出护理技能与临床思维并重，旨在培养德智体美劳全面发展，具有"敬佑生命、救死扶伤、甘于奉献、大爱无疆"医学精神的高素质护理专业人才。

本教材包含了儿科基础护理技术、儿童测量技术、喂养技术、血标本采集及静脉输液技术、新生儿及相关疾病护理技术、儿童专科疾病护理技术内容，并分为6个学习模块、42个学习任务。以患儿为中心组织编写内容，通过临床案例导入任务，突出现代临床儿科护理岗位的目标要求；按照护理工作的程序，技能操作采用流程表的形式呈现，结合真实场景图片和(或)视频及沟通说明，突出儿科护理工作过程的实践性；设置情景模拟训练，提高学生分析、解决问题及评判性思维能力；通过职业精神视频，强化课程思政；采用自评、互评、师评、问题探究和问题测试，进行学习效果的全方位评价。

与本教材配套的"护理技能实训数字学习系统"以多媒体教学资源和网络技术为基础，将护理实训教材、实训任务大纲、实训学习资源、实训评估体系等融为一体，着眼于教学应用，贯穿课前、课中及课后实训。通过先学后教、自主学习的理念，改变教学中的师生关系，使学生成为教学的主体，教师转变为指导者和辅助者，实现教学观念的转变，提升课堂教学的质量和效率，为学生的主动学习和全面发展奠定坚实的基础；实现教学过程数字化转型及优质教育资源共享。学习者关注"医博教育"微信公众号，在教材书架选取相应的科目进行在线自主学习；线下技能实训任务完成后，点击"进入自评"开展在线测评；该系统还设有在线测试习题可供学习者日常自主复习。

本书特色与创新之处在于：一是德技融合，在注重实训操作流程的同时，强调人文关怀、职业素养及创新精神的有机融合，培养学生分析、解决问题及临床思维能力。二是反映行业需求，以岗位要求为导向，以专业教学标准作指导，体现产教融合、科教融汇的职业教育类型特色。三是岗课赛证融合，融入岗位能力、护士执业标准、技能大赛规范、1+X技能等级证书等要求，实施课程改革。四是数字融合，以纸质教材为载体，将理论知识、实践操作、数字教学资源进行有机融合，实现线上线下结合的教学模式，推进教育数字化。本教材供护理专业、助产专业技术技能人才使用，对临床一线护理工作者也具有一定的参考价值。

编写人员来自国家儿童医学中心首都医科大学附属北京儿童医院、岳阳职业技术学院、重庆医药高等专科学校、包头医学院卫生健康学院、昆明卫生职业学院、沧州医学高等专科学校等单位。编者既有高职院校的儿科护理课程专任教师，也有来自临床一线的护理专家。具体分工如下：模块一由南桂英、刘小艳编写；模块二由李习平、张小娟、王秀娟编写；模块三由刘鹏妹编写；模块四由孙移娇、林秀芝编写；模块五由李焕、毛霞编写；模块六由张彩云、王旭梅、聂晓娅、刘文、王雪静、刘丽丽、云玉丹编写。

本书的编者们力求科学、严谨，但由于编者水平所限，难免仍有不妥之处，恳请医学界及护理界专家、同行和广大师生不吝批评指正，全体编者将不忘初心、牢记使命，谦虚谨慎，不断提高教材编写质量，使本书日臻完善。

主　编

2024年1月

目 录

模块一
儿科基础护理技术 ·· 1

  任务一 更换尿裤技术 ·· 2
  任务二 臀部护理技术 ·· 5
  任务三 盆浴技术 ·· 8
  任务四 约束保护技术 ·· 12
  任务五 口服给药技术 ·· 15

模块二
儿童测量技术 ··· 19

  任务一 身长（高）、坐高测量技术 ·· 20
  任务二 体重测量技术 ·· 24
  任务三 胸围测量技术 ·· 27
  任务四 头围测量技术 ·· 29
  任务五 生命体征测量技术 ·· 31

模块三
喂养技术 ·· 37

  任务一 配乳技术 ·· 38
  任务二 母乳喂养技术 ·· 41
  任务三 人工喂养技术 ·· 43
  任务四 鼻（口）饲技术 ·· 46

模块四
血标本采集及静脉输液技术 ·· 51

  任务一 颈外静脉采血技术 ·· 52
  任务二 股静脉采血技术 ·· 55
  任务三 桡动脉采血技术 ·· 58
  任务四 头皮针静脉输液技术 ··· 61
  任务五 外周静脉短导管留置技术 ··· 64

模块五
新生儿相关护理技术 ... 69

- 项目一　新生儿生活护理技术 ... 70
  - 任务一　脐部护理技术 ... 70
  - 任务二　抚触技术 ... 73
  - 任务三　游泳技术 ... 76
- 项目二　新生儿相关疾病护理技术 ... 80
  - 任务一　开放式辐射暖台使用技术 ... 81
  - 任务二　密闭式暖箱使用技术 ... 83
  - 任务三　蓝光照射技术 ... 86

模块六
儿童专科疾病护理技术 ... 89

- 项目一　呼吸系统疾病护理技术 ... 90
  - 任务一　雾化吸入技术 ... 91
  - 任务二　体位引流技术 ... 95
  - 任务三　胸部叩拍技术 ... 98
  - 任务四　振动排痰仪使用技术 ... 100
  - 任务五　经口鼻腔吸痰技术 ... 103
- 项目二　消化系统疾病护理技术 ... 108
  - 任务一　肛门给药技术 ... 108
  - 任务二　灌肠技术 ... 111
  - 任务三　巨结肠洗肠技术 ... 115
- 项目三　重症监护操作技术 ... 119
  - 任务一　床边多功能监护仪操作技术 ... 120
  - 任务二　微量泵（推注泵）操作技术 ... 123
  - 任务三　简易人工呼吸气囊使用技术 ... 126
  - 任务四　心肺复苏术 ... 129
- 项目四　其他专科护理技术 ... 134
  - 任务一　眼部给药技术 ... 135
  - 任务二　泪道冲洗技术 ... 138
  - 任务三　耳部给药技术 ... 142
  - 任务四　鼻部给药技术 ... 145
  - 任务五　皮肤、黏膜给药技术 ... 147

参考文献 ... 151

模块一

儿科基础护理技术

— ▶▶▶ **模块导航**

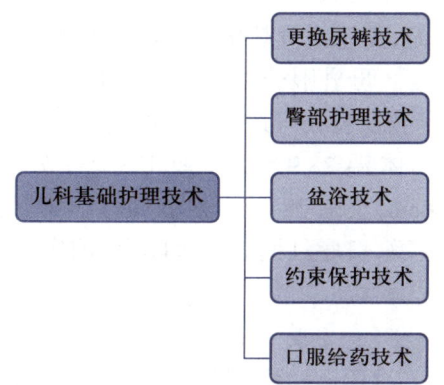

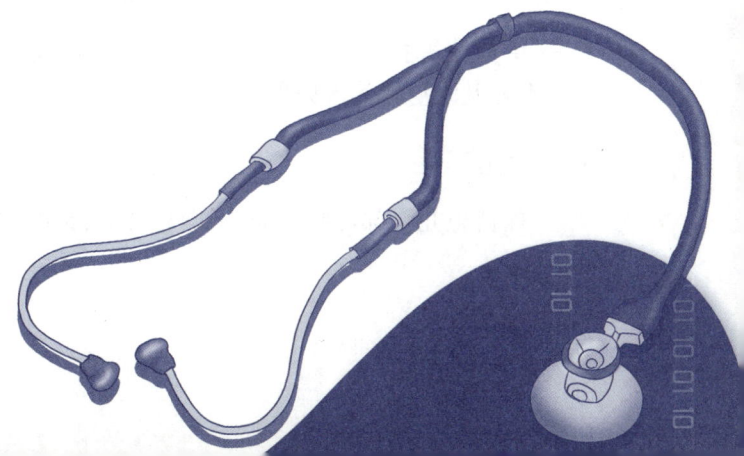

学习目标

知识目标：1. 掌握更换纸尿裤、臀部护理、婴儿盆浴、约束保护及口服给药的目的及注意事项。
2. 掌握儿科基础护理技术的操作流程。

技能目标：1. 熟练掌握更换纸尿裤、臀部护理、婴儿盆浴、约束保护及口服给药技术的操作流程。
2. 能为患儿及其家庭提供健康指导。

素养目标：1. 具有良好的职业道德及礼仪规范。
2. 具有很好的护患沟通能力，与患儿及其家长沟通融洽。
3. 具有较强的人文关怀理念，对患儿关怀备至。
4. 热爱儿科临床护理工作，践行社会主义核心价值观。

临床案例

患儿，女，3个月，主因发热、咳嗽1天入院。第一胎第一产，足月顺产。出生体重3.4 kg，Apgar评分10分，无畸形及出血。母妊娠期体健，无感染发热史，无药物过敏及外伤等病史。生后第1天、满月时分别接种乙肝疫苗，第3天接种卡介苗。母乳喂养，2周开始服用鱼肝油，未添加辅食。健康状况良好，能抬头，无麻疹、水痘等传染病史，无药物及食物等过敏史，无外伤手术史。

体格检查：精神好，反应可，体温38.9 ℃，脉搏128次/分，呼吸36次/分，血压9.4/7.4 kPa（70/55 mmHg），体重5.8 kg，身长60 cm，头围38 cm。皮肤弹性正常，无黄染，无皮疹出血点，无水肿。颈软，双侧瞳孔等圆等大，对光反射灵敏，口唇红润。骨缝闭合，前囟约2.0 cm×2.0 cm。双肺听诊呼吸音粗，未闻及干湿性啰音，心音有力，心率128次/分，心律齐。腹平软。肝脾肋下未及，肠鸣音正常。四肢肌张力正常，原始反射可引出。

实验室检查：血常规示血红蛋白110 g/L，红细胞4.0×10^{12}/L，白细胞10.0×10^9/L，中性粒细百分比35%，淋巴细胞百分比60%。

案例分析

1. 由于患儿发热，需遵医嘱口服布洛芬进行退热处理。
2. 为了确保患儿的舒适度，需进行纸尿裤的更换及臀部护理。
3. 为了配合治疗，必要时需对患儿进行约束保护。
4. 患儿出院时，护士要为患儿进行皮肤清洁工作。

任务一 更换尿裤技术

更换尿裤技术是指因婴儿皮肤娇嫩，免疫功能发育不完善，抵抗力弱，受到刺激容易产生炎症或破损，需要及时更换污湿尿裤的一种方法。

▶ **目的**

保持患儿臀部皮肤清洁、干燥和舒适，预防皮肤破损和尿布性皮炎。

▶ 计划

1. **护士准备** 着装整洁,洗手,戴口罩。
2. **用物准备** 根据患儿年龄和体重选择合适型号的纸尿裤、湿纸巾,必要时准备温水壶(内含温开水)及小毛巾(图1-1)。

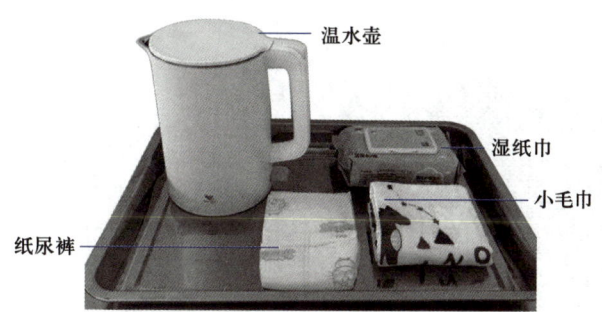

图1-1 更换尿裤技术用物准备

3. **环境准备** 室温、湿度适宜,避免对流风。

▶ 实施

更换尿裤技术操作视频

更换尿裤技术实施见表1-1。

表1-1 更换尿裤技术

操作流程	操作步骤	沟通与说明
评估	评估患儿纸尿裤污湿程度,臀部皮肤有无臀红、皮疹等。评估环境是否温暖、舒适、清洁	您好,我是护士小×,请问您的宝宝叫什么名字?(我的宝宝叫×××)让我核对宝宝的腕带信息。我来看看宝宝的纸尿裤污湿情况,已经污染了,咱们准备给宝宝更换一下,请稍等(好的)
核对解释	核对医嘱,携用物至患儿床旁。核对患儿,向家长解释更换纸尿裤的目的及过程	您好,我是护士小×,让我核对宝宝的腕带信息。及时更换纸尿裤可以保持宝宝臀部皮肤清洁、干燥和舒适,预防皮肤破损和尿布性皮炎的发生(好的,谢谢)
准备	将尿布展开,湿纸巾打开,放置床旁备用。将污湿的纸尿裤打开	我现在来打开宝宝的纸尿裤(好的)
去除污湿纸尿裤	一手握住婴儿的双脚轻轻提起,露出臀部;另一手用湿纸巾将会阴部及臀部擦净(图1-2)。取出污湿纸尿裤,放入污物桶内	我来给宝宝擦干净臀部(好的)

图1-2 抬起臀部

续表

操作流程	操作步骤	沟通与说明
清洁臀部	必要时将患儿抱起,以温水清洗臀部,清洗时一手托住患儿大腿根部及臀部,并以同侧前臂及肘部护住患儿腰背部,另一手清洗臀部(图1-3),用毛巾将臀部水分吸净 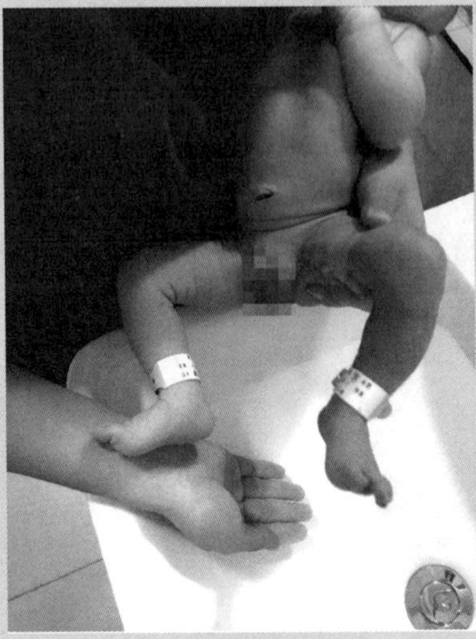	现在我来为宝宝清洗臀部,清洗时要注意安全哦。现在洗完了,吸干水分(谢谢)

图1-3 清洗臀部

穿清洁纸尿裤	再握住并提起患儿双脚,使臀部略抬高,将清洁纸尿裤的一端垫于腰骶部,放下双脚,由两腿间拉出纸尿裤另一端并覆盖于下腹部,裹好纸尿裤(图1-4) 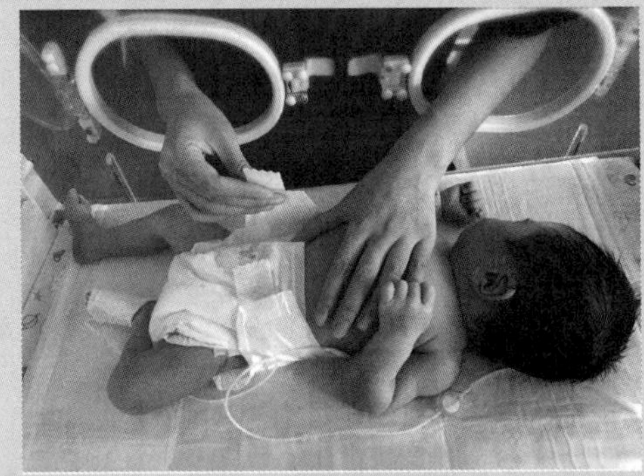	好了,现在洗干净了,宝宝真乖!换上新的纸尿裤,舒服极了(谢谢)

图1-4 裹好纸尿裤

整理记录	协助患儿穿好衣服,整理床单位。洗手,记录大小便性状、颜色、量、次数等	我来帮宝宝穿好衣服,取舒适体位,这样可以吗(可以) 您还有什么需要帮助的吗(没有了) 谢谢您的配合

▶ **任务评价**

 更换尿裤技术评价表

▶ **问题探究**

1. 关于更换尿裤,应给家长进行哪些健康指导?

答:(1) 指导家长尽量选择质地柔软、透气性好、吸水性强的棉质尿布,现多选用一次性纸尿裤。

(2) 指导家长掌握换纸尿裤方法,并提示家长,患儿皮肤娇嫩,应及时清理患儿的大小便,保持皮肤的清洁、干燥。

(3) 告知家长注意观察患儿臀部皮肤的变化,出现臀红等皮损时,及时报告护理人员给予处理。

2. 更换纸尿裤时,应注意哪些问题?

答:(1) 更换尿裤时动作应轻快,同时注意保暖,避免暴露患儿上半身。

(2) 纸尿裤包扎应松紧合适,防止因过紧而影响患儿活动或过松造成大小便外溢。

▶ **问题测试**

更换尿裤技术在线测试

▶ **职业精神**

天使之洁,贵在尽责

任务二 臀部护理技术

臀部护理技术是指使用有效的护理措施保持患儿臀部皮肤清洁干燥,减少臀红发生的一种方法。

▶ **目的**

1. 保持患儿臀部皮肤清洁、干燥,使患儿身心舒适。
2. 减少臀红的发生。

▶ **计划**

1. **护士准备** 着装整洁,洗手,戴口罩。
2. **用物准备** 脸盆1个、水壶1个(内有温开水)、质地柔软的干毛巾1块,吸水性好的纸尿裤或尿布各1块,根据需要准备复方新霉素软膏、鞣酸软膏、红霉素软膏、氧化锌软膏、无菌棉签等(图1-5)。
3. **环境准备** 关闭门窗,调节室温至26~28℃,屏风遮挡。

▶ **实施**

臀部护理技术操作视频

臀部护理技术实施见表1-2。

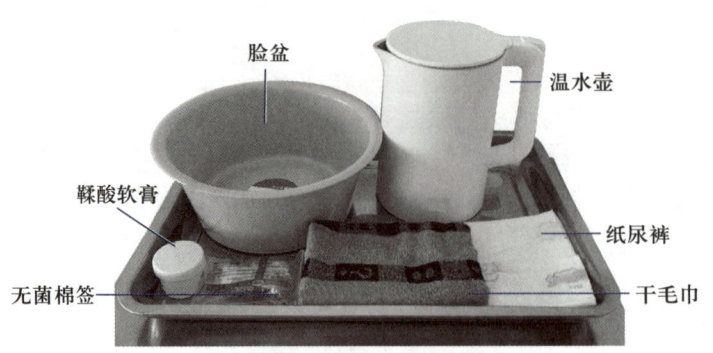

图 1-5　臀部护理技术用物准备

表 1-2　臀部护理技术

操作流程	操作步骤	沟通与说明
评估	评估患儿的臀部皮肤状况。评估患儿的臀部清洁习惯及尿布使用情况	您好,我是护士小×,请问您的宝宝叫什么名字?(我的宝宝叫×××)让我核对宝宝的腕带信息。我来看看宝宝的臀部皮肤情况,皮肤稍有点发红,无破损,宝宝平时用的尿布都是这种棉质的吗?(是的)您稍等,我去准备用物,咱们给宝宝进行臀部护理(好的)
核对解释	核对医嘱,携用物至患儿床旁。核对患儿,向患儿及其家长讲解臀部护理的目的及过程,取得配合	您好,我是护士小×,让我核对宝宝的腕带信息。经常进行臀部护理可以保持宝宝臀部皮肤清洁、干燥,使宝宝身心舒适(谢谢)
擦洗臀部	协助患儿脱裤子,暴露臀部皮肤。用温水擦洗臀部(图1-6)	我现在来为宝宝轻轻地擦洗臀部(好的)
吸干水分	用质地柔软的纸巾或干毛巾轻轻吸干臀部皮肤上的水分,为了加速皮肤上水分蒸发,也可以暴露风干	我们吸干水分,宝宝真乖(好的)
红外线灯照射	保持局部干燥,可让患儿俯卧,头偏向一侧,安排专人守护。用红外线灯照射,距离30~50 cm,每次15~20分钟	宝宝现在俯卧,头偏向一侧,我来给宝宝打开红外线灯。我已经安排好红外线灯,请您不要随意挪动,照射时间为15~20分钟(好的)照射过程中有什么问题,及时通知我,我会马上来处理(好的)

操作流程	操作步骤	沟通与说明
局部涂药	根据臀部皮肤炎症、糜烂的情况,选择性给予局部涂抹外用药(图1-7) 图1-7 局部涂药	好了,照射完成了,宝宝真乖!我来为宝宝把药涂上(好的,谢谢)
更换清洁纸尿裤	更换清洁纸尿裤(图1-8) 图1-8 换上清洁纸尿裤	我给宝宝换上干净的纸尿裤,宝宝真棒(谢谢)
整理记录	协助患儿取舒适卧位,整理床单位。洗手,记录臀部皮肤的情况和处理措施	我来帮宝宝取舒适体位,这样可以吗?(可以)还有什么需要帮助的吗?(没有了)谢谢您的配合

▶ 任务评价

 臀部护理技术评价表

▶ 问题探究

1. 关于臀部护理,应给家长进行哪些健康指导?

答:(1)指导家长养成患儿每次排便后清洗患儿臀部皮肤的好习惯。

(2)告知家长为患儿选择吸水性好的尿布、纸尿裤及纸巾、毛巾。

(3)教会家长出现臀部皮肤问题后的对症处理方法。

2. 进行臀部护理时,应注意哪些问题?

答:(1)护理过程中注意保暖,预防感冒。

(2) 用烤灯照射时,要放置稳妥,专人守护,避免烫伤。

(3) 臀红时可涂防护膏或霜(含有矿脂或氧化锌);红斑性损害时可涂炉甘石洗剂;渗液多时可用 2% 硼酸溶液或复方硫酸铜溶液湿敷。

▸ 问题测试

臀部护理技术在线测试

▸ 职业精神

尊重患者,你做对了吗

任务三 盆浴技术

保持新生儿皮肤清洁、舒适,协助皮肤排泄和散热,增加肌肤的抗病能力,促进血液循环,加速新陈代谢。

▸ 目的

1. 使婴儿舒适,皮肤清洁。
2. 协助皮肤的排泄和散热,促进血液循环。
3. 观察皮肤及全身情况。

▸ 计划

1. **护士准备** 着装整洁,洗手,戴口罩,卷袖过肘。
2. **用物准备** 婴儿纸尿裤及衣服、大毛巾、抱被或包布、系带、面巾 1 块、浴巾 2 块。护理盘内备梳子、指甲剪、棉签、婴儿沐浴液或中性肥皂、安尔碘、氧化锌软膏。浴盆、温热水及容器、水温计(水温:冬季为 38~40℃,夏季为 37~38℃,备水时水温稍高 2~3℃)。必要时备床单、被套、枕套、体重秤等(图 1-9)。
3. **环境准备** 关闭病室门窗,保持室内光线充足,宽敞明亮,调节室温在 26~28 ℃,湿度调至 55%~65%。
4. **婴儿准备** 处于喂奶前或喂奶后 1 小时,协助婴儿排大小便。

▸ 实施

盆浴技术操作视频

婴儿盆浴技术实施见表 1-3。

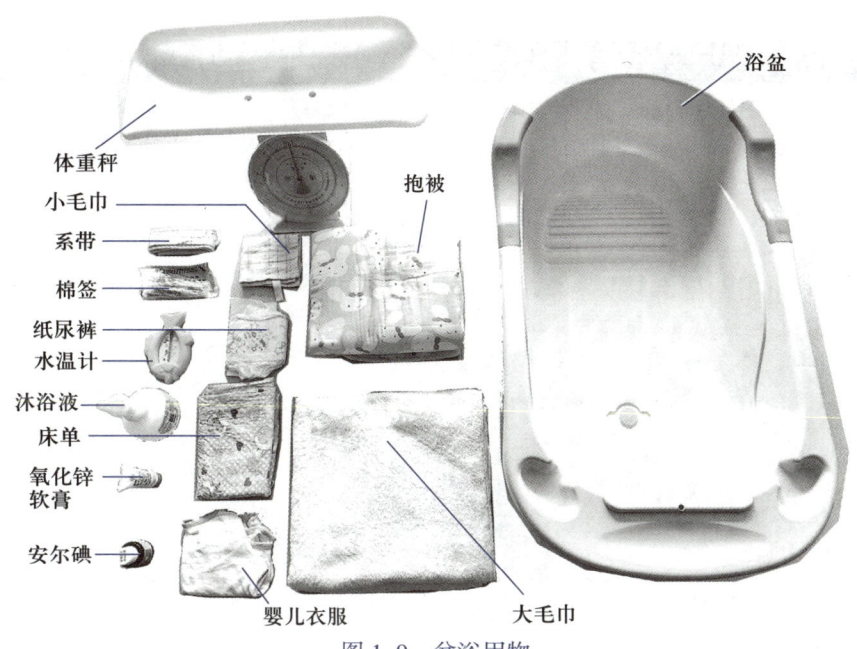

图 1-9 盆浴用物

表 1-3 婴儿盆浴技术

操作流程	操作步骤	沟通与说明
评估	评估患儿病情是否平稳、全身皮肤有无破损;评估环境是否温暖、舒适、清洁	
核对解释	核对,解释,抱婴儿于沐浴处	您好,我是护士小×,请问您的宝宝叫什么名字?(我的宝宝叫×××)让我核对宝宝的腕带信息,今天需要给孩子进行盆浴,我先看一下孩子的皮肤情况:皮肤完整无破损。请您为宝宝准备一套干净的衣服,我抱孩子去沐浴间,盆浴结束我会将宝宝送回病室,您稍等(好的)
准备温水	水温38~40℃(用手臂内侧试水温,热而不烫为宜)	
脱衣	脱衣,用大毛巾包裹婴儿全身,保留尿片	给小宝宝洗澡喽
清洗面部	用单面面巾从内眦向外眦擦拭眼睛,然后擦耳,最后擦洗面部(图 1-10)。用棉签清洁鼻腔 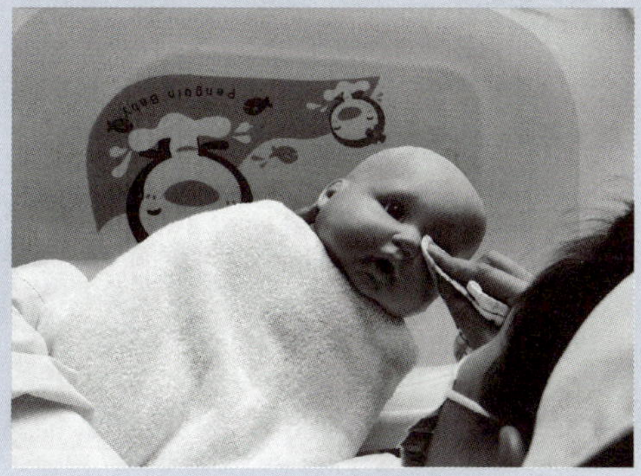	宝宝乖乖,洗脸哦

图 1-10 清洁面部

模块一 儿科基础护理技术

续表

操作流程	操作步骤	沟通与说明
清洗头部	抱起婴儿,用左手托住头颈部,拇指与中指分别将婴儿双耳郭折向前方,轻轻按住,堵住外耳道口;左臂及腋下夹住小儿臀部及下肢;右手用婴儿洗发液洗头,用清水冲洗干净,用大毛巾擦干头部(图1-11) 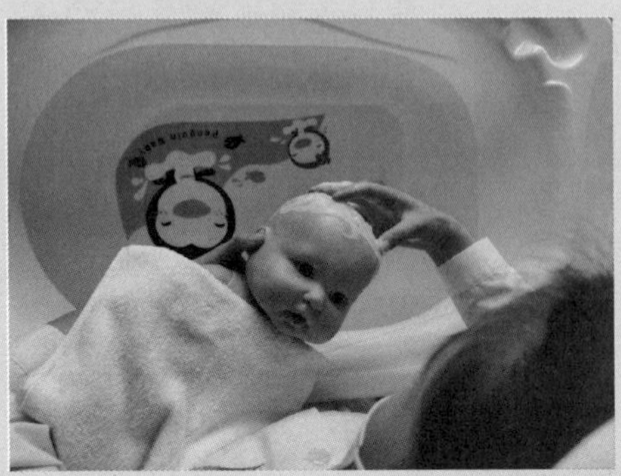	宝宝真乖,洗洗头发

图1-11 清洁头部

| 放入水中 | 左手握住婴儿左肩及腋窝处,使其头颈部枕于操作者前臂;用右手握住婴儿左腿靠近腹股沟处,使其臀部位于操作者手掌上,轻放婴儿于水中(图1-12) 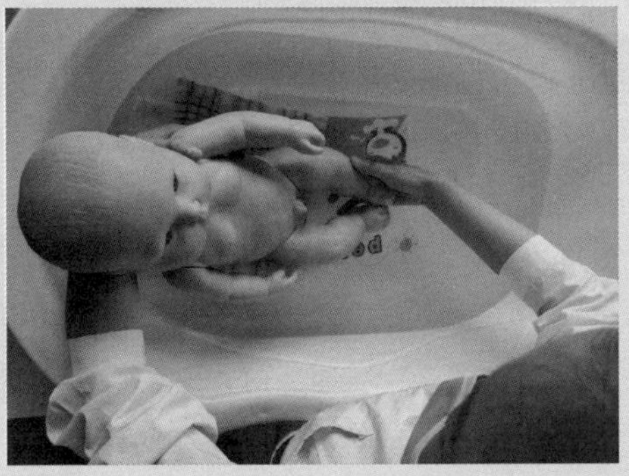 | 小宝宝进水里面游泳喽 |

图1-12 放入水中

| 清洗身体前部 | 松开右手,用浴巾淋湿婴儿全身,涂抹浴液,按顺序依次洗颈下→胸→腹→腋下→臂→手→会阴→腿→足,边洗边冲净(图1-13) | 宝宝洗澡喽,洗洗肚子,洗洗脚丫,好的,马上就好了 |

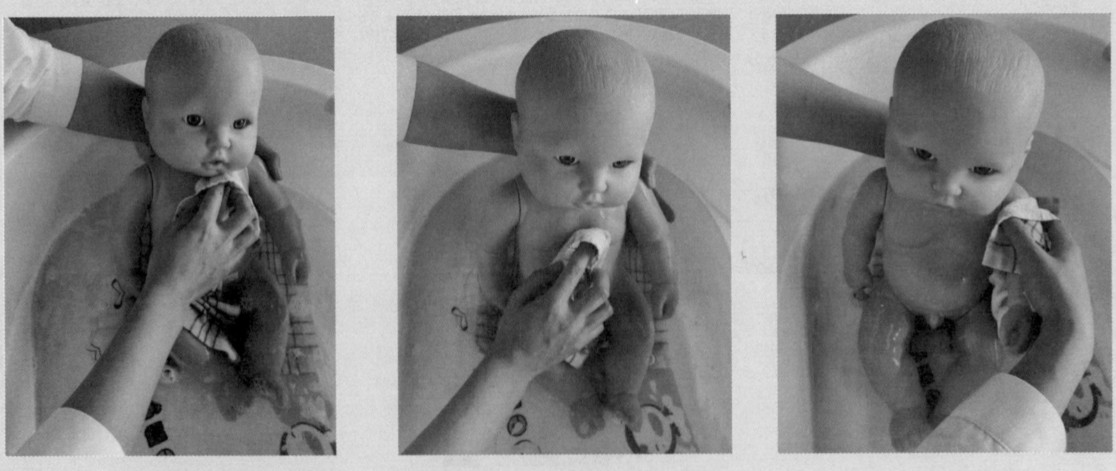

A. 擦洗颈部　　B. 擦洗胸部　　C. 擦洗上肢

图1-13 清洁身体前部

操作流程	操作步骤	沟通与说明
清洗背部	以右手从婴儿前方握住其左肩及腋窝处,使其头颈部枕在操作者右前臂,左手涂抹浴液清洗婴儿后颈及背部,边洗边冲净(图1-14) 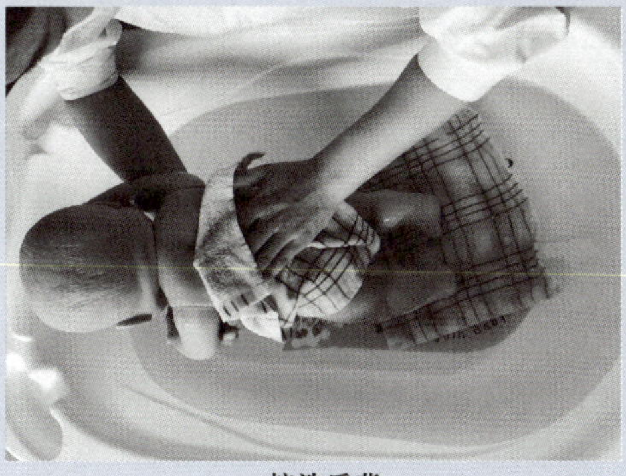	我们翻个身,洗洗小屁股

图1-14 清洁背部

擦干身体	洗毕,迅速将婴儿依照入水方法抱出,用大毛巾包裹全身并将水分吸干(必要时用棉签蘸水擦净女婴的大阴唇及男婴的包皮处污垢)(图1-15) 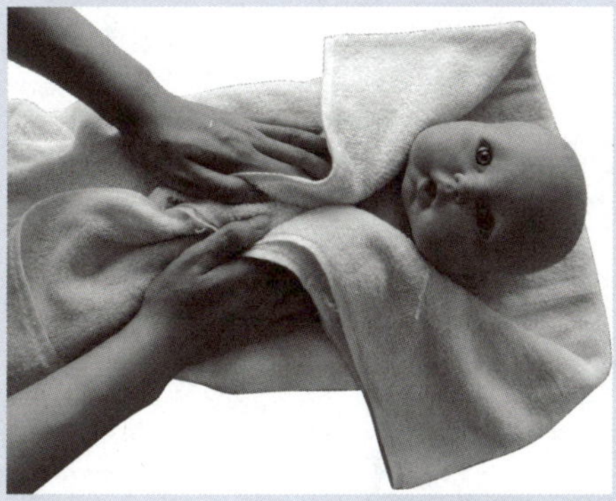	洗干净喽,擦干净,香喷喷的

图1-15 擦干身体

穿好衣服	婴儿穿衣、垫尿布,必要时修剪指甲、称体重、安尔碘消毒脐部、臀部涂鞣酸软膏	穿衣服喽。剪剪指甲。称一称体重,宝宝又长了哦
送回病室	再次核对腕带和床号,送回病室,协助患儿取舒适体位,整理床单位	×室×床×××,宝宝已经洗完澡了,现在给宝宝取舒适体位,您看这样可以吗?(可以)请您观察一下,如果宝宝有异常表现,请及时通知我,我会尽快来处理的。(好的)还有什么需要帮助的吗?(没有了,谢谢)谢谢您的配合,您和宝宝好好休息,有事按呼叫器
整理记录	整理用物,洗手、记录。洗澡盆消毒晾干备用	清理用物,洗手记录

▶ **任务评价**

婴儿盆浴技术评价表

问题探究

1. 盆浴的目的？

答：使婴儿舒适，皮肤清洁。协助皮肤的排泄和散热，促进血液循环。可观察皮肤及全身情况。

2. 如何准备盆浴热水？

答：先添加冷水，再添加热水，混匀后测量水温后再行盆浴，避免新生儿烫伤。

3. 盆浴时应该观察婴儿哪些情况？

答：应该观察婴儿的皮肤、肢体活动、面色、呼吸等情况，如有异常，应及时停止沐浴。

问题测试

婴儿盆浴技术在线测试

职业精神

一切以患者为中心

任务四 约束保护技术

约束保护技术是用专用的器具限制部分或者全部肢体的活动，约束肢体移动。

目的

1. 防止患儿发生坠床、撞伤、抓伤。
2. 对于意识不清的患儿防止扯落各种管路或仪器设备。
3. 保持被迫体位，限制活动，避免因活动加重病情。

计划

1. **护士准备** 着装整洁，洗手，戴口罩。
2. **用物准备** 根据患儿的年龄、约束的部位选择合适的约束器具。全身约束物品（大单、大毛巾等）、四肢约束器具（手足约束带或绷带等）、肩部约束带（图1-16）。
3. **环境准备** 光线充足、温湿度适宜。
4. **患儿准备** 了解约束的目的、签署知情同意书（患儿家长），取得配合。

实施

约束保护技术操作视频

约束保护技术实施见表1-4。

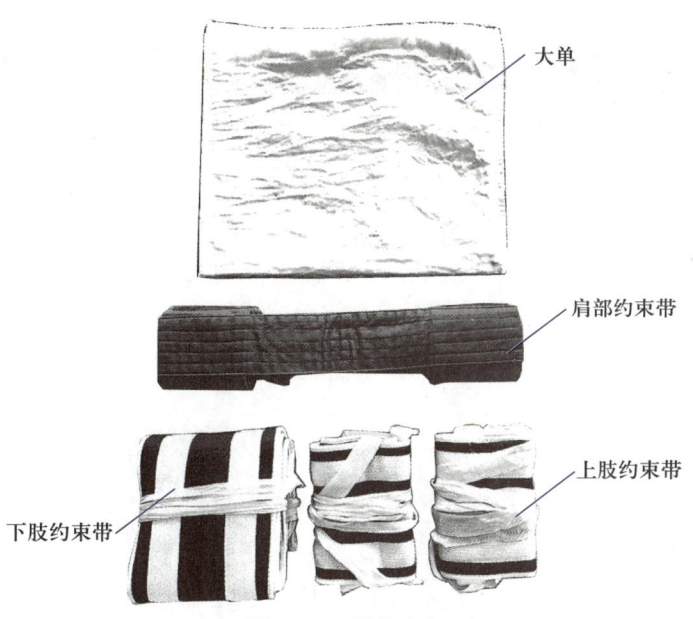

图 1-16 用物准备

表 1-4 约束保护技术

操作流程	操作步骤	沟通与说明
评估	评估患儿的年龄、体重、皮肤情况、病情、肢体活动度、意识、合作程度及家长的接受程度;评估环境是否温暖、舒适、清洁	
核对解释	携用物至患儿床旁,辨识患儿,向患儿家长解释约束保护技术的目的及过程,取得患儿家长配合	您好,我是护士小×,请问您的宝宝叫什么名字?(我的宝宝叫×××)让我核对宝宝的腕带信息。由于您的孩子现在出现烦躁,为了防止孩子无意识的动作将身上的管路与治疗设备扯落,现在我们用约束器具限制宝宝的活动,希望得到您的配合。(好的)我去准备用物,您稍等
全身约束	(1) 将大毛巾(或床单)折叠成能盖住患儿肩部至踝部的宽度。 (2) 放患儿于大单中间(图1-17A),将大单一边紧裹患儿一侧上肢、躯干和下肢,经胸、腹部至对侧腋窝处,将大单整齐地压于患儿身下 (3) 再将大单另一边紧裹另一侧手臂,经胸、腹部压于患儿身下(图1-17B) (4) 若患儿过分躁动时,可用宽布带围绕双臂打活结系好	我来为孩子进行全身约束,限制孩子的活动,您不用担心,我们会保护好宝宝的皮肤,请您放心

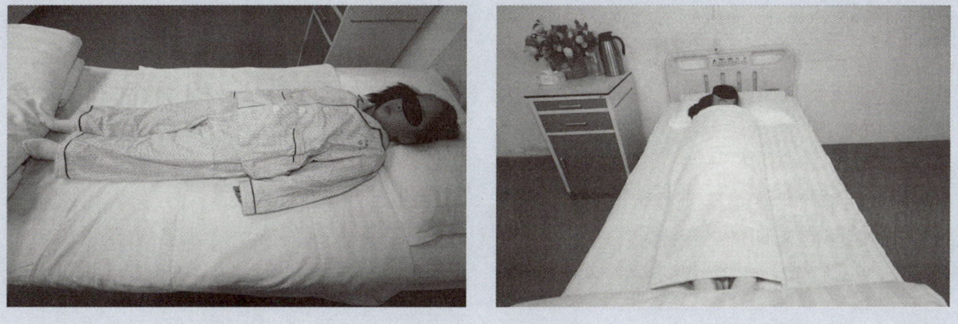

A. 患儿置于大单　　B. 约束包裹大单后

图 1-17 全身约束法

模块一　儿科基础护理技术

续表

操作流程	操作步骤	沟通与说明
手足约束	(1) 手足约束带法：将手足从约束带一端放入，使之位于另一端之间，然后将两端绕手腕或足踝系好，松紧度以肢体不易脱出且不影响血液循环为宜 (2) 双套结约束法：用于限制手臂和下肢的活动。先将棉垫衬于手腕或足踝部，再用绷带挽成双套结套在棉垫外拉紧，松紧度以肢体不易脱出且不影响血液循环为宜，将绷带系于床沿（图1-18A、B） 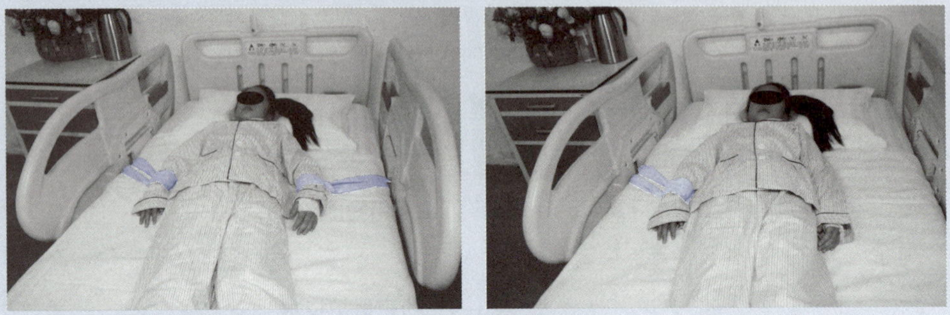	我来为孩子放置四肢约束器具，您不用担心，我们会保护好宝宝的肢体皮肤，约束的松紧度会留有一定的活动范围

A. 双侧　　　　　　　　　　　　B. 单侧

图1-18　四肢约束法

| 肩部约束 | 双侧腋下垫海绵，将肩部保护带置于患儿双肩下，双侧分别穿过患儿腋下，在背部交叉分别固定于床头（图1-19） 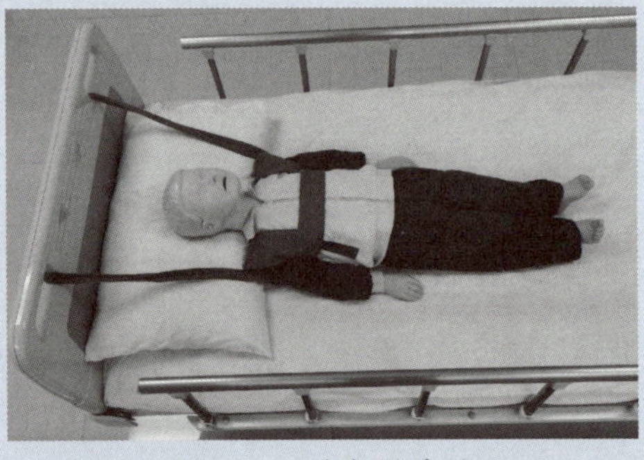 | 我来为孩子放置肩部约束器具，您不用担心，我们会保护好宝宝的皮肤，约束的松紧度会留有一定的活动范围 |

图1-19　肩部约束法

| 巡视、观察 | (1) 约束中要每小时巡视一次，注意观察约束局部皮肤有无损伤、皮肤温度、颜色、肢体末梢循环
(2) 注意观察约束带的松紧度 | 宝宝约束带已经放置好了，请您经常观察一下约束部位，如果有皮肤颜色变化或者损伤，请及时通知我，我会尽快来处理的。（好的）还有什么需要帮助的吗？（没有了，谢谢）谢谢您的配合，您和宝宝好好休息，有事按呼叫器 |
| 整理记录 | 记录约束时间，完整填写约束保护用具观察记录表，做好交接班 | 清理用物，洗手记录 |

▶ 任务评价

约束保护技术评价表

▶ 问题探究

1. 什么情况下需要对患儿进行约束保护技术？

答：患儿意识不清、躁动、哭闹、容易发生坠床、撞伤、抓伤等情况的时候。

2. 约束保护技术使用前应评估哪些内容？

答：患儿的年龄、体重、皮肤情况、病情、肢体活动度、意识、合作程度及家长的接受程度。

3. 约束中应观察哪些内容？

答：约束中要每小时巡视一次，注意观察约束局部皮肤有无损伤、皮肤温度、颜色、肢体末梢循环，观察约束带的松紧度。

▶ 问题测试

约束保护技术在线测试

▶ 职业精神

禁锢还是保护

任务五　口服给药技术

口服给药技术是指药物经口服后被胃肠道吸收入血，通过血液循环到达局部或全身组织，达到治疗疾病目的的方法。

▶ 目的

1. 预防、治疗疾病。
2. 协助诊断。
3. 保证口服药精准摄入。

▶ 计划

1. **护士准备**　着装整洁，洗手，戴口罩。
2. **患儿准备**　抬高头部，侧卧位。
3. **环境准备**　环境安全、安静、清洁，室温24~26℃，湿度55%~65%。
4. **用物准备**　发药车、口服药杯、药盘、有刻度滴管、小药卡、服药单、研钵、药片、药液、湿纱布、温开水、水壶、无菌奶嘴、注射器、药卡、治疗盘、小毛巾/擦手纸、手消毒液、量杯、核对医嘱，携用物至患儿床旁(图 1-20)。

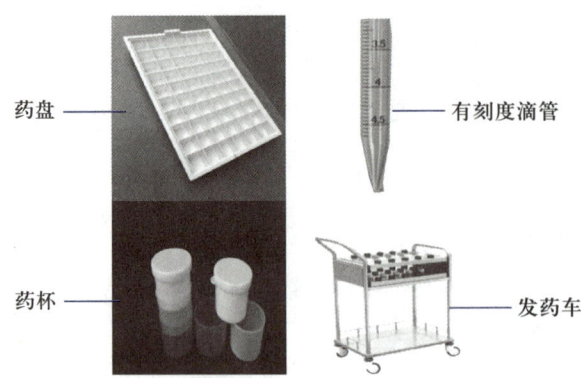

图 1-20 口服给药用物准备

▶ 实施

 口服给药技术操作视频

口服给药技术实施见表 1-5。

表 1-5 口服给药技术

操作流程	操作步骤	沟通与说明
核对解释	携用物至患儿床旁,辨识患儿,向患儿家长解释经口服给药的目的及过程,取得患儿家长配合	您好,我是护士小 ×,请问您的宝宝叫什么名字?(我的宝宝叫 ×××)让我核对宝宝的腕带信息。由于宝宝现在体温为 38.9℃,医生给宝宝开了布洛芬口服液,这个药主要作用是退烧。请问宝宝这几天吃东西会吐吗?(没有)您稍等一会儿,我来教您给宝宝服药(好的)
备药	查对服药本与小药卡。核对床号、姓名、药名、剂量、药物浓度、用药时间、用法、药品(批号和有效期)。将小药卡按床号顺序插在药盘上。仔细检查药物质量、无遗漏。配药遵循先固体药后液体药 (1) 固体药配药方法正确:片剂先用药勺取出(图 1-21),然后研磨成粉剂(图 1-22)。按照服药杯标签或服用先后顺序摆放 (2) 液体药配药方法正确,剂量准确:水剂取药时应注意药杯刻度与视线平行,用量杯量取(图 1-23) (3) 不足 1 ml、油剂和按滴计算的药液配药方法正确:用滴管吸取 摆药完毕。经第二人核对无误后,将物品归还原处	您好,我们先把药液瓶子摇一摇,这样是为了摇匀药液,一手持量杯,拇指置于所需刻度,使其刻度与视线平,另一手将药瓶有瓶签的一面朝上,倒药液至所需刻度

16 儿科护理技能实训

续表

操作流程	操作步骤	沟通与说明
备药	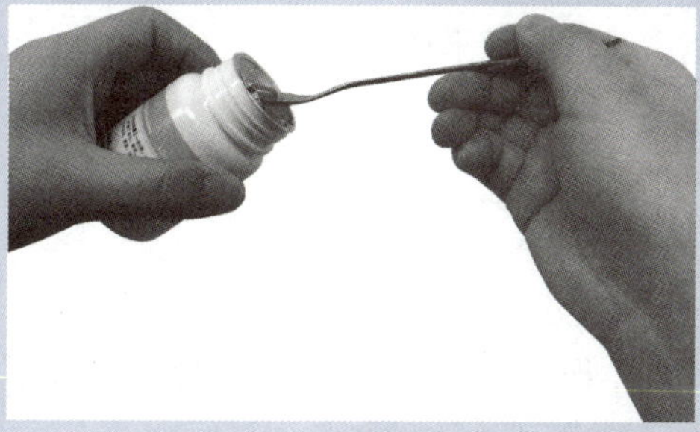 图1-21 片剂取药方法 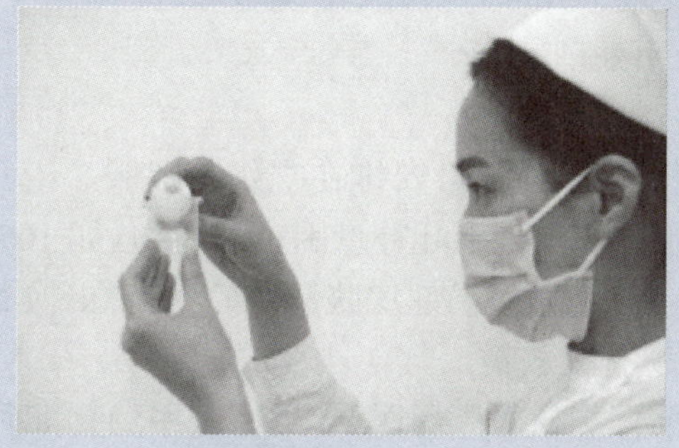　　图1-22 研磨片剂方法 图1-23 水剂取药	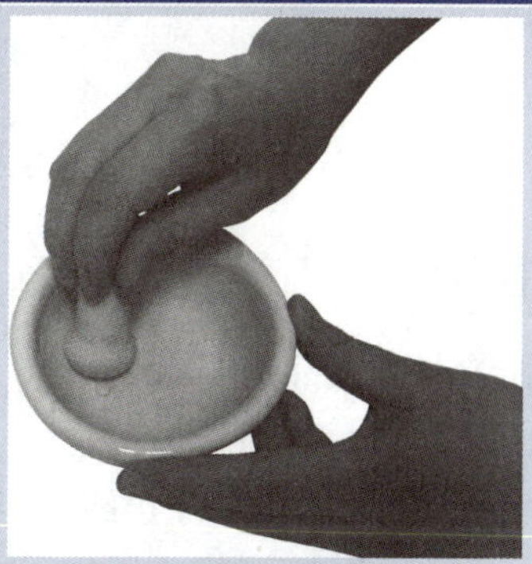
发药	(1) 发药时再次核对服药卡及药物 (2) 喂药时根据年龄、病情提供合适的给药方法：年长儿倒温开水或使用饮水管，帮助服药；婴幼儿床头抬高20°~30°，或抱起患儿，头侧卧位，下颌垫小毛巾。右手拿药杯或汤匙将药液从患儿口角倒入口内，并停留片刻，直至其咽下药物(图1-24) (3) 服药后核对，对患儿家属进行恰当的健康教育 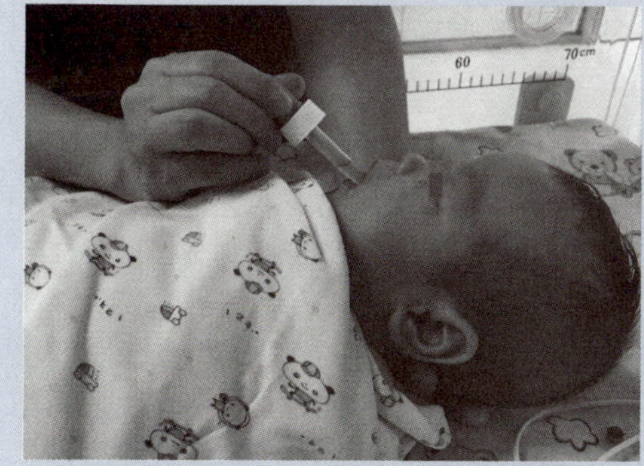 图1-24 婴幼儿喂药	您好，请您再告诉我一下宝宝的名字，我看一下她的手腕带。请您把宝宝抱在肘窝中，使其头部抬高，我给宝宝下颌垫小毛巾，我们用注射器吸取药液，然后用注射器乳头沿患儿嘴角缓慢注入
整理记录	撤去患儿下颌小毛巾，清洁面部嘴角。协助患儿取舒适体位，整理床单位，清理用物。洗手，记录	我来帮宝宝取舒适体位，这样可以吗？(可以)刚给宝宝已喂了布洛芬口服液，您要给宝宝多喂温水，这样可以起到辅助退热的作用。布洛芬每次口服间隔时间需超过4小时，每日使用不超过4次。还有什么需要帮助的吗？(没有了，谢谢)，谢谢您的配合，您和宝宝好好休息，有事按呼叫器

模块一　儿科基础护理技术

任务评价

 口服给药技术评价表

问题探究

1. 口服给药并发症有哪些?

答:(1) 药物呛入气道

预防措施:患儿哭闹时停止给药,给予吸吮奶嘴安抚,等待安静与吸吮吞咽动作协调后,在奶嘴中加入药物。

处理措施:给药中如发现患儿面色发绀,出现呛咳,立即给予患儿俯卧位,空心掌拍背,促进气道内分泌物流出,必要时给予吸引处理。

(2) 出现呕吐

预防措施:无特殊要求时,药物尽量安排在吃奶前喂服。给药时先诱出吸吮反射,待患儿吸吮动作协调时再喂入药物。口味感差或出现呕吐补量困难的药物(如10%水合氯醛),可采用管饲法。

处理措施:患儿发生呕吐后,做好局部皮肤清洁、需要者更换衣服并报告医生评估补服剂量。

2. 口服给药的注意事项有哪些?

答:(1) 护理人员操作前仔细核对服药医嘱,确保服用药物准确。

(2) 了解服用药物的特性,选择合理的喂药方法。

(3) 药物不宜与奶液同时喂。服用蒙脱石散后1小时之内不能服用其他药液和奶液。

(4) 患儿服用洋地黄药物前先测心率,心率低于120次/分停药观察,心率低于100次/分或出现期前收缩常为中毒表现。

(5) 特殊治疗药物如地高辛、苯巴比妥钠片等,服用时必须按照药片规格用温开水稀释后准确喂入计算药量。

(6) 熟知药品使用说明书,观察药物疗效及副作用。

(7) 如应用可引起消化道反应的药物时,在密切观察患儿反应的同时,给予侧卧位。

问题测试

 口服给药技术在线测试

职业精神

 至精至微做个有温度的医务人员

模块二

儿童测量技术

一 ▶▶▶ 模块导航

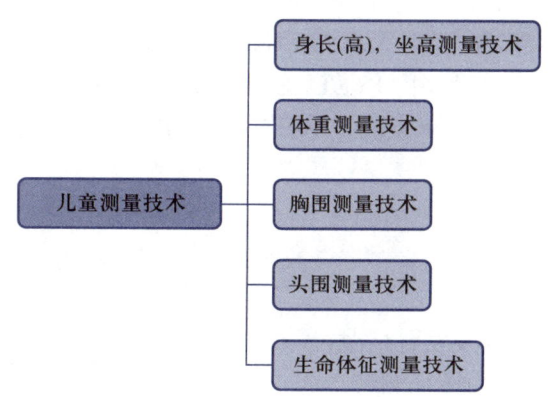

儿童测量技术
- 身长(高)、坐高测量技术
- 体重测量技术
- 胸围测量技术
- 头围测量技术
- 生命体征测量技术

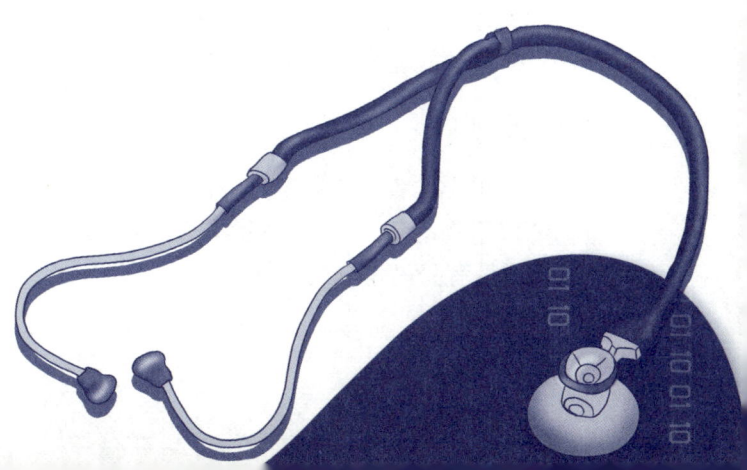

学习目标

知识目标: 1. 熟记儿童测量技术的目的、注意事项。
2. 熟记儿童身长(高)、体重、头围、胸围、生命体征各项正常值。
3. 熟记儿童测量技术的护理措施。

技能目标: 1. 熟练掌握儿童测量技术的操作流程。
2. 能够进行儿童测量结果判断及个性化健康教育指导。

素养目标: 1. 具有良好的礼仪规范,行为举止符合礼仪要求。
2. 具有较强的人文关怀理念,对患儿关怀备至。
3. 具有良好的职业道德以及爱伤精神。
4. 具有很好的护患沟通能力,与患儿及其家长沟通融洽。

临床案例

患儿,男,8个月,因哭闹、多汗1个月,至今不能扶站入院。患儿为母乳喂养,暂未添加辅食。体格检查:发育尚可,心肺听诊无异常,腹平软,无压痛反跳痛,枕秃,未出牙,肋缘外翻,轻度O形腿。辅助检查:血常规示白细胞 10×10^9/L,血红蛋白 115 g/L,血小板 266×10^9/L;血清钙、磷正常,血碱性磷酸酶升高,血清25羟维生素D下降。腕部正位X线片示骨骺段钙化带模糊不清,呈杯口状改变。临床诊断为维生素D缺乏性佝偻病。

案例分析

1. 为了进一步了解患儿的营养及发育情况,予以完善身长(高)、坐高、体重、头围、胸围测量。
2. 为了监测患儿病情,给予生命体征测量。

任务一 身长(高)、坐高测量技术

身长(高)是指从头至足底的长度,包括头部、躯干和下肢的长度,年龄越小增长越快;3岁以下及3岁后仍不能很好地独自站立的儿童推荐采用卧位测量,称为身长。正常新生儿出生时平均身长为 50 cm,第1年增长最快,约为 25 cm;第2年增长减慢,约为 10 cm;2周岁后身长(高)稳步增长,2~12岁的身长可用公式推算:

$$身长(高)(cm) = 年龄 \times 7 + 75$$

▶ 目的

1. 评估患儿体格发育的状况。
2. 反映骨骼发育的重要指标。

▶ 计划

1. **护士准备** 着装整齐,洗手,戴口罩。
2. **用物准备** 皮尺、测量桌或测量板、立(坐)位测量器(图2-1)或带有身高量杆的磅秤。

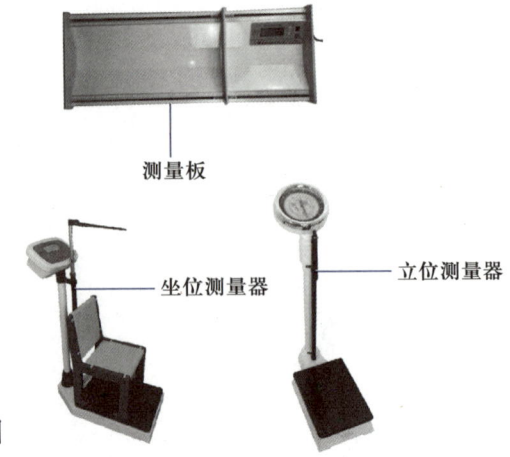

图 2-1 身长(高)、坐高测量技术用物准备

3. **环境准备** 安全、安静、清洁。必要时屏风遮挡,请无关人员回避等。

实施

身长(高)、坐高测量技术操作视频

身长(高)、坐高测量技术实施见表 2-1。

表 2-1 身长(高)、坐高测量技术

操作流程	操作步骤	沟通与说明
核对解释	辨识患儿,向患儿及其家长解释身长或坐高测量的目的及过程,取得配合	您好,我是护士小×,请问您的宝宝叫什么名字?(我的宝宝叫×××)我再核对下宝宝的腕带信息,由于您的宝宝出现了佝偻病,为了进一步了解孩子的生长发育情况,今天需要给宝宝测量下身长和坐高,请您配合下,可以吗?(好的)我去准备用物,您稍等
摆放体位	(1) 婴幼儿测量法(身长):将清洁布平铺在测量板上。助手脱去患儿的鞋、帽,使患儿仰卧于测量板的中线上,患儿的头顶部触及测量板的顶端,头部位置摆正,双手自然平伸(图 2-2) (2) 儿童测量法(身高):脱去鞋、帽,患儿站立于测量器或有身高量杆的磅秤上。面向前,立正姿势站立,双眼平视正前方,头部保持正直位置,两臂自然下垂,足跟靠拢,足尖分开,约呈 60°角,足跟、臀部、两肩胛和枕骨粗隆均同时靠在量杆上(图 2-3) (3) 坐高测量法:坐高是指由头顶至坐骨结节的长度 1) 3岁以下取仰卧位测量:将清洁布平铺在测量板上。助手脱去患儿的鞋、帽,使患儿仰卧于测量板的中线上,患儿的头顶部触及测量板的顶端,头部位置摆正,双手自然平伸(图 2-4) 2) 3岁以上取坐位测量:脱去鞋、帽,患儿坐于坐高测量椅上,面向前,头背部保持直立,双眼平视前方,枕部和骶尾部同时紧贴量杆(图 2-5)	您好,请问您的宝宝叫什么名字?(宝宝叫×××)好的,现在我给宝宝测量身长和坐高了。我们需要先为宝宝摆放好体位(可以)

图 2-2 身长测量体位   图 2-3 身高测量体位

操作流程	操作步骤	沟通与说明
摆放体位	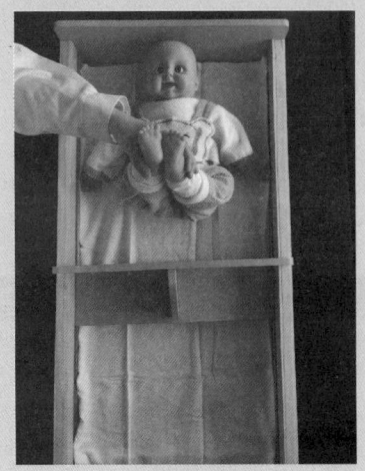 图2-4 仰卧位坐高测量体位	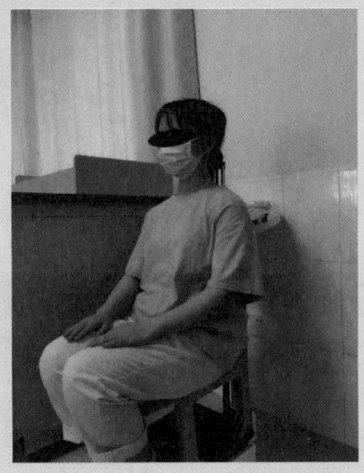 图2-5 坐位坐高测量体位
固定、测量	(1) 婴幼儿测量法(身长)：患儿仰卧位，测量者左手按住患儿双膝使其两腿伸直，右手推动滑板贴至双足底部，推板与患儿身体长轴呈90°角，读出身长的厘米数(精确到0.1 cm)(图2-6) (2) 儿童测量法(身高)：推板至头顶，使推板与测量杆呈90°角，读出身高的厘米数(精确到0.1 cm)(图2-7) (3) 仰卧位坐高测量法：测量者左手扶住患儿双下肢，使其屈髋90°，右手移动滑板至骶尾部，读出坐高的厘米数(精确到0.1 cm)(图2-8) (4) 坐位坐高测量法：测量者推板至头顶，使推板与测量杆呈90°角，读出坐高的厘米数(精确到0.1 cm)(图2-9)	这是我的助手护士小×，请她来帮我一起测量(可以)好的，马上就好了
	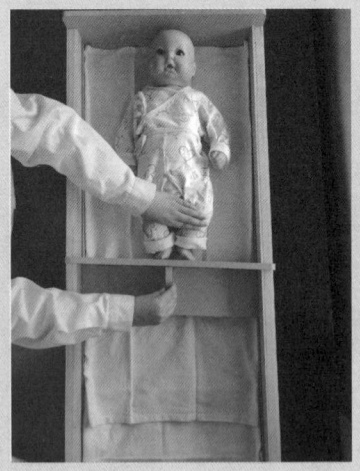 图2-6 身长测量法	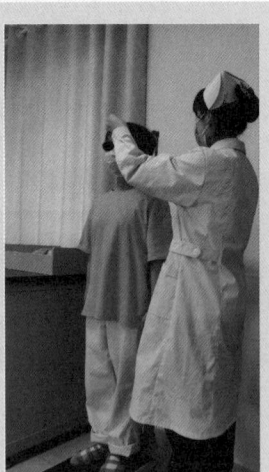 图2-7 身高测量法

操作流程	操作步骤	沟通与说明
固定、测量	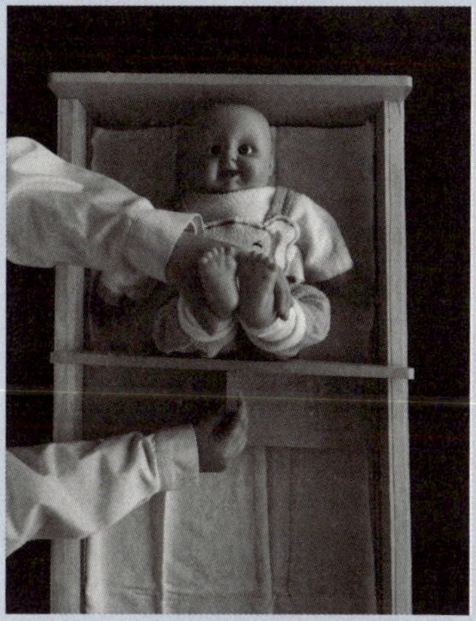 图 2-8 仰卧位坐高测量法	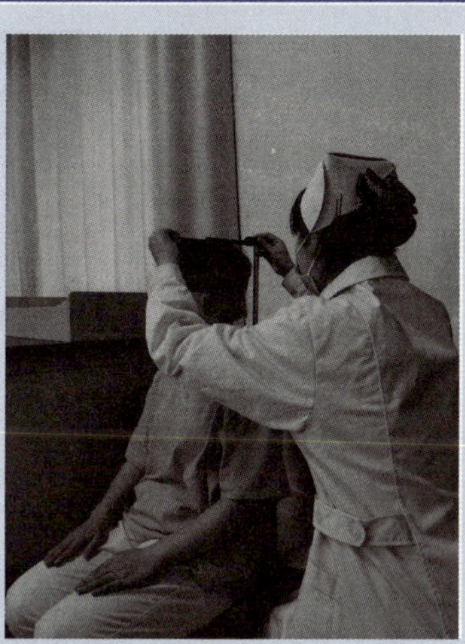 图 2-9 坐位坐高测量法
整理记录	协助患儿穿好鞋、帽。清理用物,洗手,记录	您好,我来帮宝宝把鞋帽穿好。(可以)宝宝出现佝偻病,主要是缺钙导致的,而人体补钙最经济有效的方式,就是让宝宝适当晒晒太阳,还要注意及时添加辅食,您记住了吗?(好的)有任何疑问你都可以及时联系我们,建议您定期带宝宝体检,以保证宝宝健康成长(好的,谢谢您)谢谢您的配合,祝宝宝早日康复

▸ **任务评价**

 身长(高)、坐高测量技术评价表

▸ **问题探究**

1. 小儿身长(高)的增长规律有哪些?

答:身长(高)的增长以生后第 1 年增长最快,婴儿期和青春期是生长发育的两个高峰。

2. 正常新生儿出生时、1 岁及 2 岁的平均身长是多少? 2~12 岁小儿身长(高)计算公式是什么?

答:正常新生儿出生时平均身长为 50 cm,1 岁约为 75 cm,2 岁约为 85 cm,2 周岁后身长(高)稳步增长,2~12 岁的身长可用公式推算:身长(高)(cm)= 年龄 ×7+75。

3. 身长(高)、坐高测量有哪些注意事项?

答:婴幼儿易动,推动滑板时动作应轻快;儿童立位测量时头部保持正直,眼眶下缘与耳孔上缘在同一水平线;立位测量时足跟、臀部、两肩胛、枕骨粗隆均同时紧贴测量杆;3 岁以下仰卧位测量身长,3 岁以后立位测量身高。

▶ **问题测试**

 身长(高)、坐高测量技术在线测试

▶ **职业精神**

 玫瑰天使守护生命的尊严

任务二 体重测量技术

体重是机体各器官、组织和体液的总重量,其构成的主要部分是体液、骨和关节、肌肉、脂肪、内脏。体重是反映小儿体格生长,尤其是营养状况的敏感指标。

▶ **目的**

1. 为临床输液及给药量、奶量计算提供依据。
2. 评价患儿体格发育和营养状况,了解病情变化。

▶ **计划**

1. **护士准备** 着装整齐,洗手,戴口罩。
2. **用物准备** 根据患儿的年龄备好体重秤(图2-10)、垫巾、毛巾、衣物、手消毒液、护理记录单。

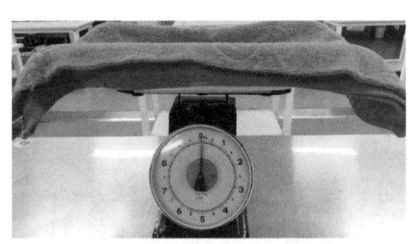 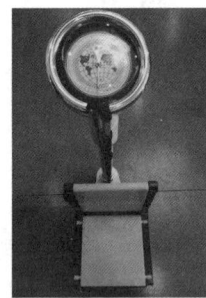 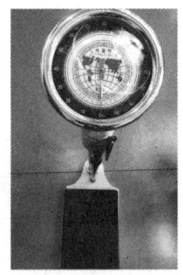

A. 盘秤　　　　　　B. 坐式杠杆秤　　　　C. 立式杠杆秤

图 2-10　体重测量用物准备

3. **环境准备** 环境 24~28℃,安全、安静、清洁。必要时屏风遮挡,请无关人员回避等。
4. **患儿准备** 晨起空腹或进食后 2 小时,排空大小便。

▶ **实施**

 体重测量技术操作视频

体重测量技术实施见表2-2。

表2-2 体重测量技术

操作流程	操作步骤	沟通与说明
核对解释	携用物至患儿床旁,辨识患儿,向患儿家长解释测量体重的目的及过程,取得患儿家长配合	您好,我是护士小×,请问您的宝宝叫什么名字?(我的宝宝叫×××)让我核对一下宝宝的腕带信息。(好的)家长,宝宝的营养状况会直接影响他的生长发育,体重是衡量宝宝营养状况的重要指标,一会儿我来给宝宝称个体重,您看可以吗?(好的,看看我家宝宝长到几斤了)那好,我先去准备用物,您稍等(好的)
称量被服重量并铺巾	称量婴儿或儿童称重时所穿衣物。婴儿可在称重后再称换下来的衣物和尿裤,减去其重量(图2-11) 图2-11 称量婴儿称重时所穿衣物 将大毛毯斜对角铺在婴儿磅秤上,调节婴儿体重秤或儿童磅秤至"0"位。根据天气设置空调温度,避免婴儿着凉	家长,您好,为了保证体重测量的准确性,这套宝宝的衣物已经称量过了,测量前请协助我将宝宝衣物穿在身上,好吗(好的)
摆放体位	称重最好在排空二便后进行。将婴儿轻轻地放于秤盘上(图2-12),大毛巾两边垂角覆盖在婴儿身上;幼儿可用坐式杠杆秤;3岁以上儿童采用站式杠杆秤;儿童站立于站板中央(图2-13),两手自然下垂,不可接触其他物体或摇动)	您好,宝宝叫什么名字?(我的宝宝叫×××)现在我将给您的宝宝称体重。请您放心将宝宝交给我,好吗?(可以)宝宝,我们躺在这里,看看体重

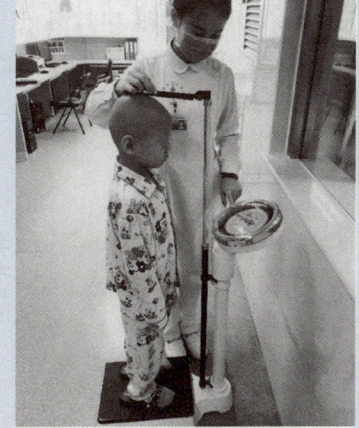

图2-12 婴儿体重测量　　图2-13 儿童体重测量

操作流程	操作步骤	沟通与说明
称重并读数	操作者双手护在婴儿秤两侧，读数时自行调试体位，将眼睛平视于秤盘零刻度，读数时减去所穿衣物重量，体重读数精确至 0.01 kg（幼儿精确至 0.05 kg，3 岁以上儿童精确至 0.1 kg）	
健康宣教	给婴儿及儿童家长进行健康宣教	家长，您好，我已经给宝宝做完体重测量了。经测量，您家宝宝的体重值在他的这个年龄段是属于正常的，但仍要定期检测。若体重低于正常标准时，要及时了解宝宝的喂养方式、摄入是否充足等情况（如是儿童，需要分析有无挑食、偏食、厌食或暴饮暴食等），及时查找原因，补足营养，必要时及时就医诊治。不知道我说的，您能理解吗（能理解，谢谢）
整理记录	给宝宝测量完以后，协助其取舒适体位，整理床单位，洗手，记录	谢谢您的配合，在宝宝的成长过程中如果您有什么问题可以随时咨询我的，祝宝宝健康成长

▶ **任务评价**

体重测量技术评价表

▶ **问题探究**

1. 什么是生理性体重下降？

答：部分新生儿出生后，因摄入不足，通过皮肤表面和呼吸蒸发身体部分水分，加上大便和小便的排出，可出现体重暂时性下降，生后 3~4 日达到最低点，减少原来体重的 3%~9%，常于生后 7~10 日恢复到出生体重。

2. 小儿体重增长有什么样的规律？

答：儿童年龄越小，体重增长越快。正常新生儿平均出生体重为 3 kg，生后 1 周可有生理性体重下降。出生后第 1 个月增加 1~1.5 kg；3 个月时体重是出生时的 2 倍（约为 6 kg）；1 岁时增至出生时的 3 倍（约为 9 kg），生后第 1 年是体重增长最快速的时期；2 岁时体重约为出生时的 4 倍（约为 12 kg）；2~12 岁体重稳步增长，平均每年约增长 2 kg；12 岁后体格生长再次加快。

▶ **问题测试**

体重测量技术在线测试

▶ **职业精神**

急救护理与南丁格尔精神

任务三 胸围测量技术

胸围是指沿乳头下缘水平绕胸一周的长度。

▶ **目的**

1. 评价胸廓、胸背肌肉、皮下脂肪及肺发育程度。
2. 协助疾病的诊断。

▶ **计划**

1. **护士准备** 着装整齐,洗手,戴口罩。
2. **用物准备** 软尺、手消毒液、护理记录单、笔(图2-14)。
3. **环境准备** 安全、安静、清洁。必要时屏风遮挡,请无关人员回避等。

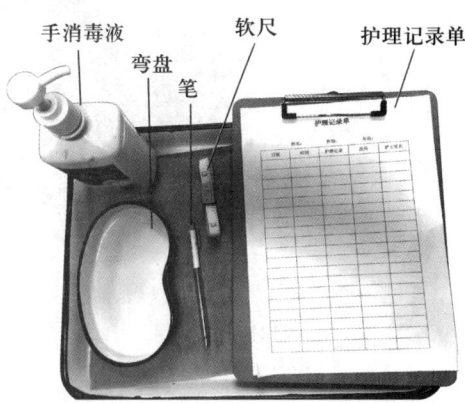

图2-14 胸围测量用物准备

▶ **实施**

胸围测量技术操作视频

胸围测量技术实施见表2-3。

表2-3 胸围测量技术

操作流程	操作步骤	沟通与说明
核对解释	携用物至患儿床旁,辨识患儿,向患儿家长解释测量胸围的目的及过程,取得患儿家长配合 根据天气温度开启适度的空调设置,避免患儿着凉	您好,我是护士小×,请问您的宝宝叫什么名字?(我的宝宝叫×××)让我核对一下宝宝的腕带信息,好吗?(好的)家长,为了全面评价宝宝的体格生长发育情况,今天我会对宝宝进行其中的一个评估项目——胸围进行测量,不知道我说清楚了吗?(嗯,清楚,我听明白了)那好,我先去准备用物,您稍等(好的)
摆放体位	协助患儿取仰卧位或立位,双手自然平放或下垂	您好!宝宝叫什么名字?(宝宝叫×××)好的,宝宝,睡醒了吗?看看阿姨手里拿着什么呢家长,现在我将给您的宝宝进行胸围测量。请您协助我暴露宝宝的胸部,好吗?(可以)

模块二 儿童测量技术

续表

操作流程	操作步骤	沟通与说明
测量步骤	将软尺零点固定于一侧乳头下缘(乳腺已发育的女孩,固定于胸骨中线第4肋间),使软尺接触皮肤,经两肩胛骨下缘绕胸围一圈回至零点(图2-15) 取平静呼气、吸气时的中间读数,读数精确至0.1 cm	我在给宝宝测量时会尽量轻一点的
整理记录	给患儿测量完以后,协助其取舒适体位。 整理床单位。洗手,记录	您好,我已经给宝宝做完胸围测量了。经测量,您家宝宝的胸围值在他的这个年龄段是属于正常的,您可以放心了 谢谢您的配合,在宝宝成长的过程中如果您有什么问题可以随时咨询我的,祝宝宝健康成长

图 2-15　胸围的测量

▶ 任务评价

 胸围测量技术评价表

▶ 问题探究

小儿胸围的增长规律有哪些?

答:正常新生儿出生时胸围比头围小1~2 cm,约为32 cm;生后第1年增长最快,1岁时胸围与头围大致相等,约为46 cm;1岁以后胸围超过头围,1~12岁胸围超过头围的厘米数约等于儿童年龄数减1。

▶ 问题测试

 胸围测量技术在线测试

▶ 职业精神

 守护生命,从"手"做起

任务四 头围测量技术

头围与脑的发育密切相关,出生时平均头围约为 34 cm,前半年增长 8~10 cm,后半年增长 2~4 cm。6 个月时约为 44 cm,1 岁时头围约为 46 cm(同胸围),2 岁为 48 cm,5 岁时为 50 cm,15 岁接近成人,为 54~58 cm。头围反应脑、颅骨的发育,对 2 岁以内的婴幼儿测量最有意义。头围过大见于脑积水,头围过小见于小头畸形。

▸ **目的**

1. 了解患儿脑和颅骨的发育。
2. 协助疾病诊断。

▸ **评估**

1. 评估患儿年龄、外貌、营养生长发育状况。
2. 评估患儿意识状态及合作程度。
3. 评估环境温度以及是否安全、安静。

▸ **计划**

1. **护士准备** 着装整齐,修剪指甲、洗手,戴口罩。
2. **用物准备** 软尺、手消毒液、护理记录单(图 2-16)。
3. **环境准备** 安全、安静。温度适宜,必要时关闭门窗。

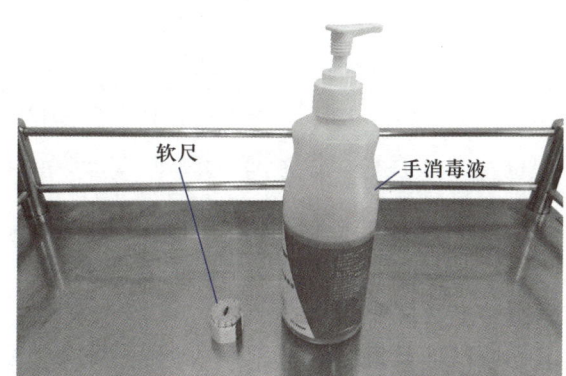

图 2-16 头围测量用物准备

▸ **实施**

 头围测量技术操作视频

头围测量技术实施见表 2-4。

表 2-4 头围测量技术

操作流程	操作步骤	沟通与说明
核对解释	携软尺至床旁,辨识患儿姓名,向患儿家长解释测量头围的目的及过程,取得患儿家长配合	您好,我是护士小×,请问您的宝宝叫什么名字?(我的宝宝叫×××)为了了解宝宝生长发育的状况,现在需要给宝宝测量一下头围,请您配合(好的)
摆放体位	摘下帽子。协助患儿取坐位或站位,或让患儿家长抱起孩子。小婴儿测量时最好两人配合,一人双手扶好婴儿的头不让乱动,另外一个人测量	您好,现在我来给您的宝宝测量一下头围。我们需要先把宝宝的帽子摘下来(好的)来,宝贝,让阿姨看看长大了没有,真棒
固定体位	操作者站在患儿头端或右侧。让家长把婴儿抱起,助手双手固定好头部。婴儿采取坐姿或站姿时嘱双眼平视前方	您好,这是我的助手护士小×,请她来帮助我固定宝宝的头部(可以)
确定测量起点	先找到婴儿眉毛的最高点,即眉弓(图 2-17) 找到两眉间的中线,也可以顺鼻尖直线到眉间即为中间点	宝宝,让阿姨看看,睡醒了没有,看看阿姨手里面拿着什么呢

操作流程	操作步骤	沟通与说明
确定测量起点	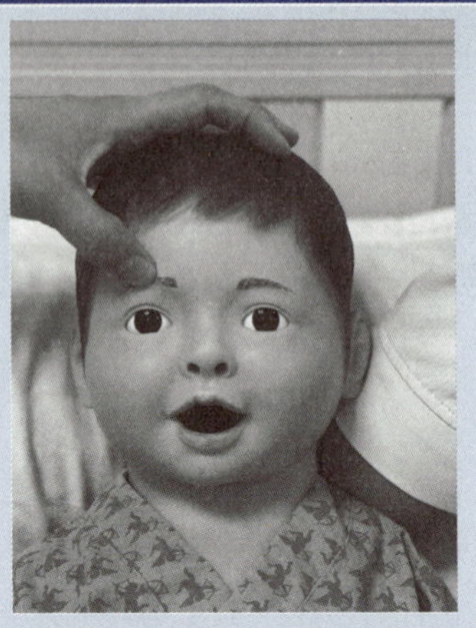 图 2-17 眉弓测量点	
测量	把软尺的零刻度放在眉间的中间点,以此为起点,准备测量(图 2-18) 将软尺沿眉毛水平绕向宝宝的头后,顺时针逆时针都可以,切记要与眉毛对齐。寻找婴儿颅骨后的枕骨结节,即颅骨后的最高点(图 2-19) 把软尺绕过颅骨后的最高点,再将软尺绕到眉间的起点	宝宝真乖!来阿姨给测量一下,看看宝宝的头围有多少厘米了
	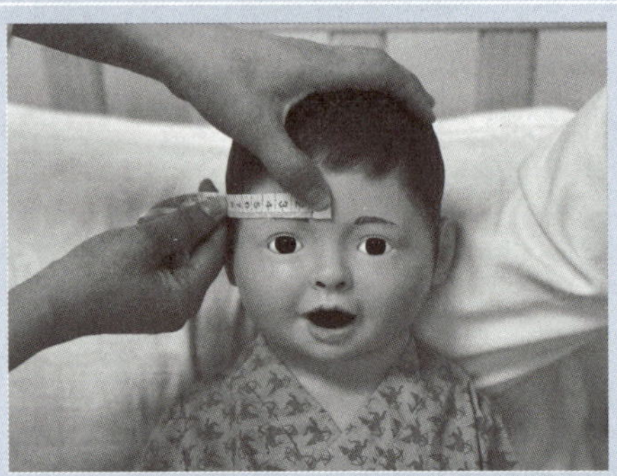 图 2-18 测量起点 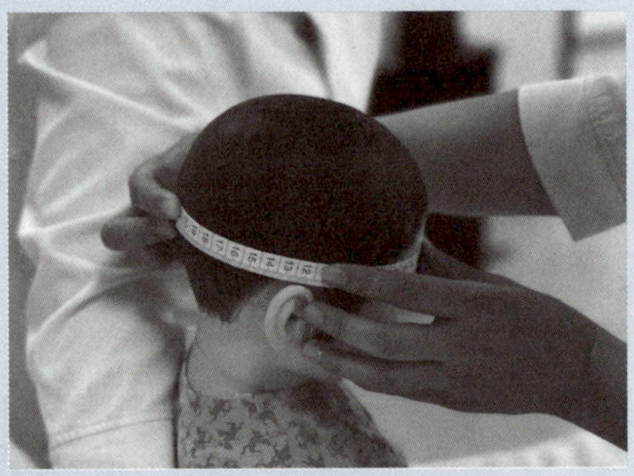　　　图 2-19 经过枕骨结节	
读取测量值	拉紧卷尺,但不要让头部受到皮尺的压迫。将软尺末端与起点重叠交叉,交叉处的数字即为婴儿的头围(图 2-20) 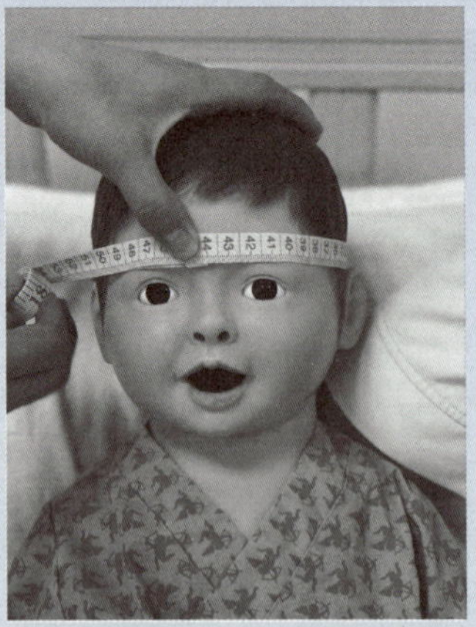	好了,宝宝,马上就好了,再坚持一下哈
	图 2-20 绕头一周	
整理记录	协助婴儿戴好帽子。洗手,及时记录	好了,阿姨给宝宝戴上小帽子吧。宝宝妈妈,谢谢您和宝宝的配合(不客气)

任务评价

头围测量技术评价表

问题探究

1. 监测头围对哪个年龄阶段意义最大？

答：对2岁以内的婴幼儿测量最有意义。

2. 头围异常见于哪些疾病？

答：头围过大见于脑积水，头围过小见于小头畸形。

3. 什么情况下需要密切监测头围？

答：脑积水、颅脑外伤的患儿需要密切监测头围。

4. 测量头围时应注意的事项有哪些？

答：(1) 测量结果要精确到小数点后一位。

(2) 测量用的软尺不能过于柔软，否则测出的数据可能会有较大误差。

(3) 测量时，软尺要紧贴头部，不能过松或过紧，否则测出的数据会不准确。

(4) 一定要把软尺压在眉毛和颅骨后的最高点。

(5) 脑积水、急性脑水肿患儿按医嘱定时测量头围。

(6) 小婴儿测量时最好两人配合，一人双手扶好婴儿的头不让乱动，另外一个人测量。

问题测试

头围测量技术在线测试

职业精神

汶川地震中的最美护士

任务五　生命体征测量技术

体温、脉搏、呼吸和血压统称为生命体征，是机体内在活动的客观反映，是衡量机体状况的指标。

目的

了解病情变化，为诊断提供支持和依据。

▶ 计划

1. **护士准备** 着装整齐,洗手,戴口罩。
2. **用物准备** 备齐体温计、体温计离心机、小毛巾(棉柔巾)、血压表、听诊器、手表(计时器)、护理记录单、笔等用物(图 2-21)。检查体温计是否完好,将体温计水银柱用手或离心机甩至 35.0℃ 以下,清点数量。检查血压计水银充足无遗漏、玻璃管无裂缝、无断裂,袖带宽窄适宜,橡胶管和输气球无漏气。
3. **环境准备** 安全、安静、清洁。必要时屏风遮挡,请无关人员回避等。

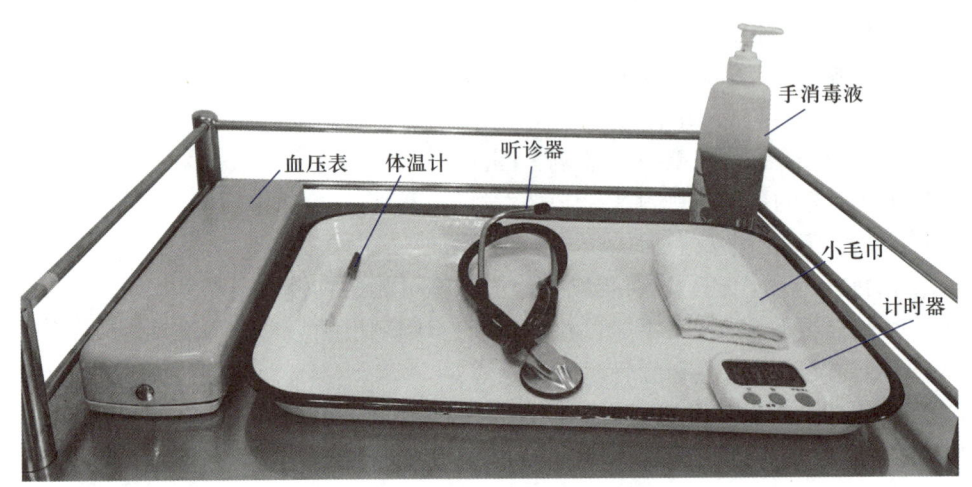

图 2-21 生命体征测量用物准备

▶ 实施

 生命体征测量技术操作视频

生命体征测量技术实施见表 2-5。

表 2-5 生命体征测量技术

操作流程	操作步骤	沟通与说明
评估	评估患儿年龄和病情;评估患儿意识状态及合作程度;评估患儿测量部位的皮肤、黏膜状况	
核对解释	携用物至床旁,辨识患儿,向患儿及其家长解释操作的目的及过程,取得患儿家长配合	您好,我是护士小××,请问您的宝宝叫什么名字?(我的宝宝叫×××)为了了解宝宝的状况,现在需要给宝宝测量一下生命体征,请您配合(好的)
腋下温度的测量	协助婴儿取卧位或坐位。解纽扣并擦干腋下汗液。将体温计测温端放入患儿腋窝深处并贴紧皮肤(图 2-22)曲臂过胸夹紧,注意防止体温计脱落。5~10 分钟后,一手拿住体温计尾部(即远离测温端的一端)取出体温计	宝宝,你叫什么名字呀?现在给你测量一下体温 来,宝宝,让阿姨看看

续表

操作流程	操作步骤	沟通与说明
腋下温度的测量	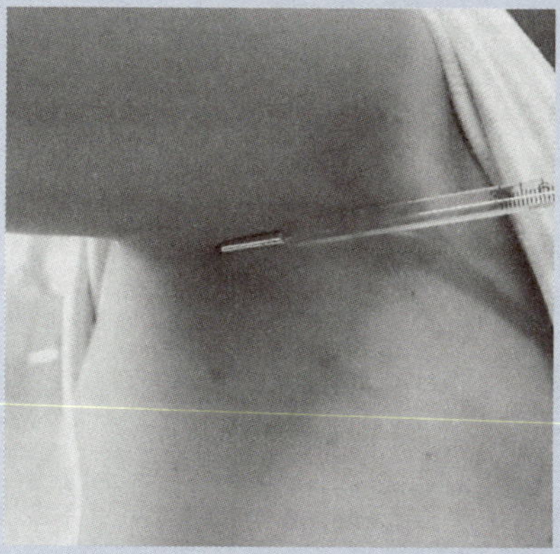 图 2-22 体温计放入腋下	
肛温测量	协助患儿屈膝侧卧,解开裤带,露出肛门。将体温表测温端涂抹少许液状石蜡。轻轻旋转插入肛门 3~4 cm(图 2-23)。3 分钟后取出,用纱布擦净 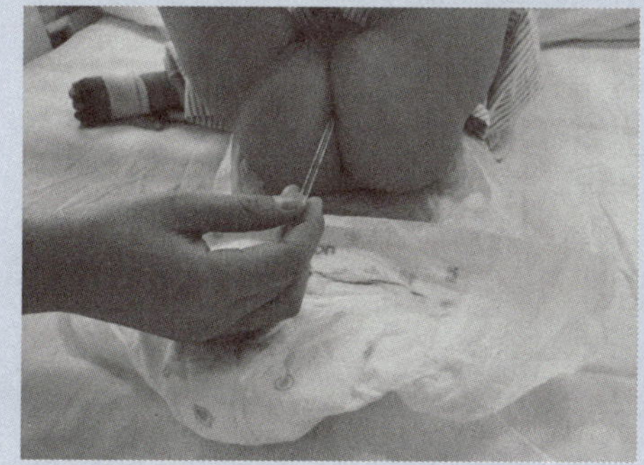 图 2-23 肛温测量	宝宝,我们侧过来躺好,阿姨帮你把裤子脱下来 阿姨轻轻地把它插进去 宝宝,你大喘一口气,真好!我们坚持一会儿不动,3 分钟就好啦
准确读取数值	眼睛与体温计保持同一水平,目光直视,用手指捏住体温计尾部轻轻地转动到刻度和数字间的三棱处(此处是起到放大镜的作用),即可清晰看到一条水银柱。准确读数,水银柱凸形弯月面的最高切线所到达的刻度对应值既是体温计值。将体温计放入回收盘内消毒,洗手,记录	
测量脉搏	用示指、中指、环指指端按于桡动脉上,压力大小以能清楚触及脉搏为宜(图 2-24)。计数 30 秒 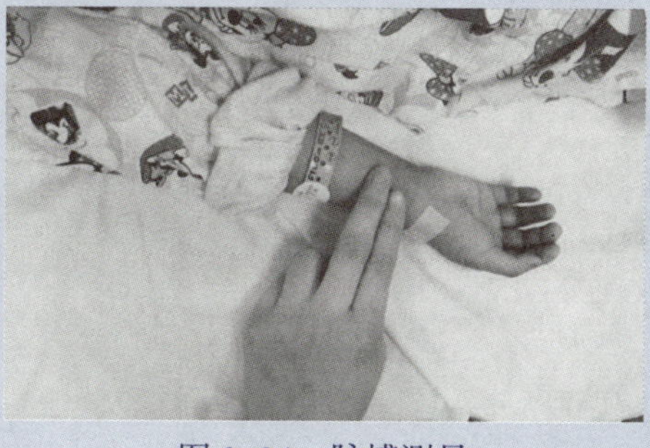 图 2-24 脉搏测量	宝宝真乖

续表

操作流程	操作步骤	沟通与说明
测量呼吸	以诊脉状,观察胸腹部的起伏(图2-25)。计数30秒,呼吸不规律的患儿测量1分钟 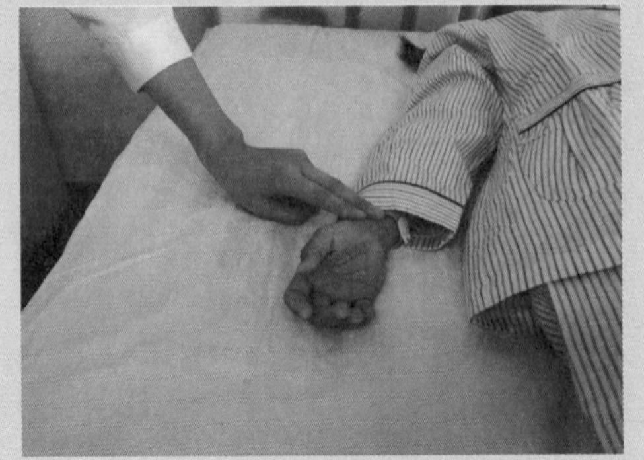	
测量血压	(1) 手臂位置(肱动脉)与心脏在同一水平:坐位,平第4肋;仰卧位,平腋中线。暴露手臂,手掌向上,肘部伸直,评估测量手臂的皮肤情况 (2) 打开血压计平稳放置,开启水银槽开关,汞柱降至"0" (3) 驱尽袖带内空气,皮管不扭曲,平整置于上臂中部,下缘距肘窝2~3 cm。缠绕袖带,松紧能插入一根手指为宜(图2-26) (4) 戴好听诊器,先触及肱动脉的搏动,再将听诊器的胸件紧贴肱动脉搏动最明显处(图2-27) (5) 一手示指及中指轻压听诊器胸件固定,另一手握输气球,关闭气门,均匀充气,至肱动脉搏动消失再上升20~30 mmHg(图2-28) (6) 缓慢均匀放气(水银柱以每秒下降4 mmHg为宜),视线与水银面保持一致。当听到第一声动脉搏动音时,水银柱此时所示刻度为收缩压。随后动脉搏动音逐渐增强,直到动脉搏动音突然减弱或消失时,水银柱此时所示刻度为舒张压 (7) 测量完毕还原听诊器,解开袖带,排尽血压计袖带内的空气,扣紧压力活门。整理后放入盒内,血压计盒盖右倾45°,使水银全部流回槽内,关闭水银开关,盖上盒盖,平稳放置 (8) 妥善安置患儿,安抚患儿	来,宝宝,伸出右上臂,阿姨帮你把袖子撸上去,测量一下血压。你看,一会儿阿姨打点气体,你会感觉有点紧,不疼,一会儿就好 好了宝宝,阿姨把你的袖子放下来,谢谢你的配合 有什么不舒服吗?有不舒服告诉阿姨,好不好

图2-25 呼吸测量

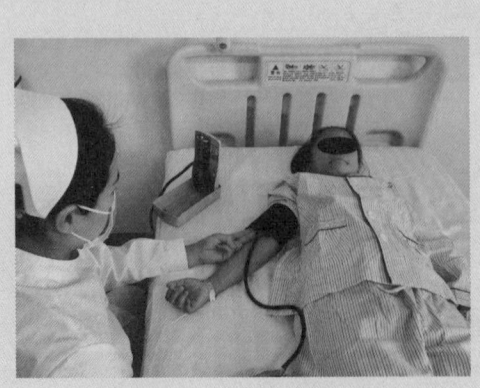

图2-26 袖带松紧适宜

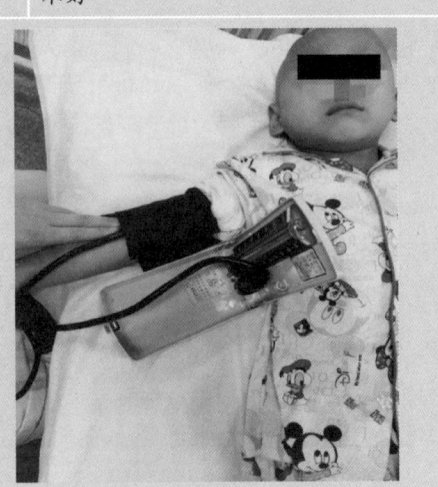

图2-27 触及肱动脉搏动

操作流程	操作步骤	沟通与说明
测量血压	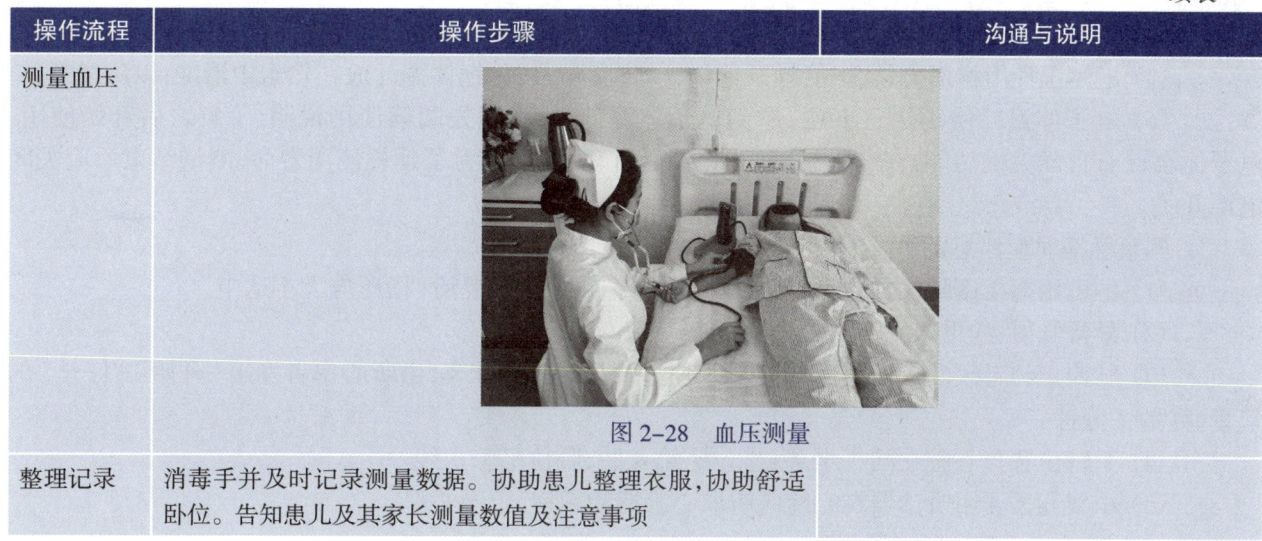图 2-28 血压测量	
整理记录	消毒手并及时记录测量数据。协助患儿整理衣服,协助舒适卧位。告知患儿及其家长测量数值及注意事项	

▶ **任务评价**

 生命体征测量技术评价表

▶ **问题探究**

1. 体温的判断标准是什么？

答：小儿的基础体温为 36.9~37.5℃。一般当体温超过基础体温 1℃时,可认为发热。其中,低热是指体温波动于 38℃左右,高热时体温在 39℃以上。连续发热两个星期以上称为长期发热。基础体温是指的直肠温度,即从肛门所测得,腋下温度一般较其低 0.5~1.0℃。

2. 正常小儿不同年龄段心率、呼吸的正常值是多少？

答：答案见表 2-6。

表 2-6 正常小儿不同年龄段心率、呼吸的正常值

年龄	呼吸（次/分）	脉搏（次/分）
新生儿	40~45	120~140
1 岁以下	30~40	110~130
1~3 岁	25~30	100~120
4~7 岁	20~25	80~100
8~14 岁	18~20	70~90

3. 血压计袖带宽度如何选择？

答：小儿血压计袖带宽度应为上臂长度的 2/3。

4. 测量体温的注意事项有哪些？

答：(1) 腋下有创伤、手术或炎症,腋下出汗较多,肩关节受伤或消瘦等夹不紧体温计者不宜测腋温。

(2) 婴幼儿、精神异常、昏迷、口鼻腔手术或疾病、呼吸困难者,禁用口腔测温。

(3) 精神异常、昏迷、口腔疾患、不合作、年龄小于 5 岁患儿测肛温。而直肠或肛门疾病及手术、腹

泻患儿不宜测肛温。

(4) 婴幼儿、躁动患儿测体温时,护士需手扶体温表固定以免体温表破裂。

(5) 甩体温计用腕部力量,不能触及他物,以防撞碎;切忌把体温计放在热水中清洗,以防爆裂。

(6) 电子体温计使用注意事项:拿到电子体温计之后,请先阅读使用说明,了解之后开始使用。电子体温计有自动关机功能,在测量结束10分钟后自动关机,但为了延长使用寿命,测量结束后应关闭电源开关。

5. 测量脉搏时应注意的事项有哪些?

答:(1) 不可用拇指诊脉,因拇指小动脉搏动易与患儿脉搏相混淆;指压应大小适中。

(2) 异常脉搏、危重患儿需测1分钟。

(3) 脉搏短绌者须两人同时测量:一人听心率,另一人测脉率,由听心率者发出"开始""停止"的口令,计数1分钟。

(4) 手臂位置与心脏在同一水平:坐位平第4肋,卧位平腋中线。

(5) 小婴儿需要用听诊器在心前区听取心脏搏动频率,记录心率。

6. 血压测量的注意事项有哪些?

答:(1) 袖带松紧能插入1指,宽窄适度。过紧、过宽会导致测量值偏低,过松、过窄会导致测量值偏高。

(2) 放气时速度保持匀速,水银柱以每秒下降4 mmHg为宜。

▶ 问题测试

生命体征测量技术在线测试

▶ 职业精神

无偿献血,让爱流动

模块三

喂养技术

— ▶▶▶ 模块导航

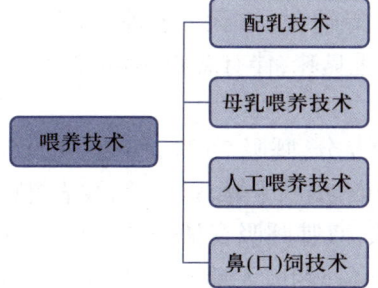

学习目标

知识目标：
1. 熟记配乳量、母乳喂养时间和次数，人工喂养乳量计算，鼻（口）饲技术的适应证。
2. 熟记配乳技术、母乳喂养、人工喂养、鼻（口）饲技术的操作步骤及注意事项。

技能目标：
1. 掌握配乳技术、母乳喂养、人工喂养、鼻（口）饲技术的操作要领。
2. 熟悉配乳技术、母乳喂养、人工喂养、鼻（口）饲技术的目的，能与患儿家属有效沟通。

素养目标：
1. 具有良好的职业道德及护士礼仪规范。
2. 具有很好的护患沟通能力，与患儿及其家长沟通融洽。
3. 具有较强的人文关怀理念，对患儿关怀备至。
4. 具有敏锐的观察能力、良好的心理素质。

临床案例

患儿，男，12个月。因呕吐、腹泻2天，伴尿少8小时就诊，门诊以"小儿腹泻伴脱水"收入院。患儿母乳喂养，已添加米粥、鸡蛋羹、面条等辅食。2天前着凉后，患儿出现发热，体温37.5℃，同时出现稀水便，每日十余次，为蛋花汤样黏液，无腥臭味，伴有恶心、呕吐2次，为胃内容物。患儿病后食欲下降，睡眠差，今日尿量明显减少，精神萎靡。

体格检查：体温38℃、心率90次/分、呼吸25次/分、体重9.5 kg。发育正常，营养中等，脱水外貌，精神萎靡，表情淡漠。皮肤黏膜无黄染，皮肤干燥，弹性差，浅表淋巴结未触及，头颅无畸形，前囟凹陷，眼窝凹陷，口唇干燥，咽部稍充血，颈软，双肺呼吸音清，心脏听诊未闻及病理性杂音，腹软，肝脾肋下未触及，肠鸣音活跃。血钠130 mmol/L。脊柱四肢无畸形，生理反射存在，病理反射未引出。大便镜检显示白细胞少许，粪便轮状病毒抗原阳性。

遵医嘱给予补液、对症支持治疗，腹泻期间暂停辅食及母乳，更换为去乳糖配方奶粉喂养。

案例分析

1. 为了避免因轮状病毒肠炎导致患儿乳糖酶缺乏，出现乳糖不耐受的情况，腹泻期间暂停辅食及母乳喂养，予以指导配乳并辅助进行人工喂养。
2. 如患儿病情严重，需做好鼻（口）饲喂养的准备。

任务一 配乳技术

配乳法是指将奶粉和温开水按一定比例放入奶瓶内调配混匀，以供人工喂养婴儿的方法。

▶ **目的**

为各种原因不能进行母乳喂养的婴儿提供营养适宜的乳制品。

▶ **计划**

1. **护士准备** 着装整洁，修剪指甲，洗手，戴口罩。
2. **用物准备** 奶嘴、奶瓶、量杯、奶粉、弯盘、温水（40~50℃）、水温计、手消毒液、配乳卡（图3-1）。

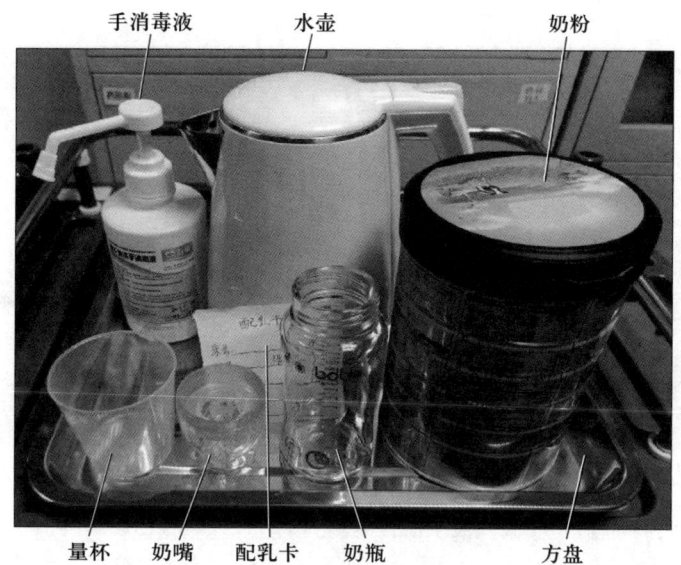

图 3-1 配乳技术用物准备

3. 环境准备 光线充足,空气新鲜,室内清洁。

实施

配乳技术操作视频

配乳技术实施见表 3-1。

表 3-1 配 乳 技 术

操作流程	操作步骤	沟通与说明
核对解释	核对医嘱、配乳卡、病室、床号、患儿姓名	家长您好,我是护士××。我来核对一下宝宝信息,请问宝宝叫什么名字?(宝宝叫×××)好的,由于您的宝宝因轮状病毒感染发生腹泻,腹泻期间会出现乳糖不耐受,无法消化母乳和一般奶粉中的乳糖,所以今天需要给宝宝暂停母乳,改为去乳糖配方奶粉,有助于减轻宝宝腹泻,促进治疗。让我来帮您配制乳液好吗?(好的)
配乳	(1) 根据患儿体重计算出每日及每次所需喂乳量。用水温计测水温 40~50℃。用量杯量出所需水量倒入奶瓶中(图 3-2) (2) 用奶粉勺量出所需奶粉量,倒入奶瓶中。奶量与水量的比例按照奶粉使用说明准确量出,一般为 30 ml 水兑一勺奶粉(图 3-3) (3) 盖好奶嘴并将奶瓶盖紧后,水平摇动奶瓶,直至奶粉充分溶解	根据宝宝的需要,每次大约喂奶 100 ml,3~4 小时喂一次奶,夜间不喂,全天共喂 6 次 我们现在按比例配乳(谢谢)

模块三 喂养技术

续表

操作流程	操作步骤	沟通与说明
配乳	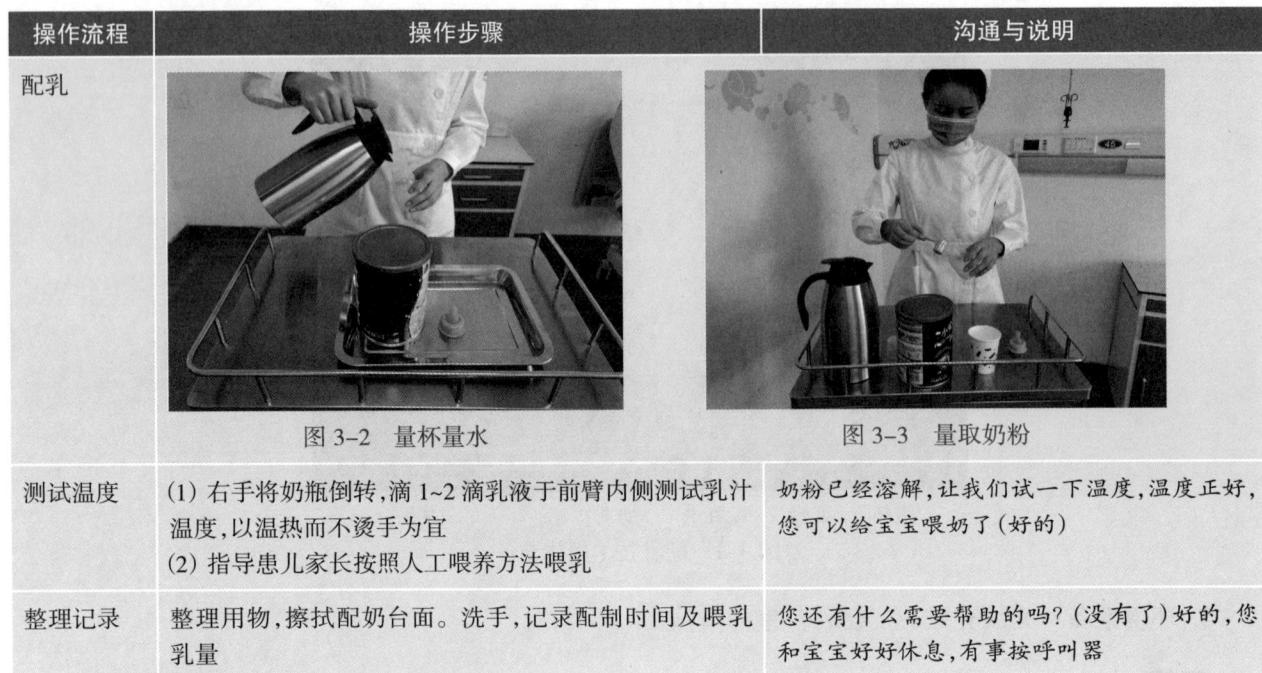 图 3-2 量杯量水	图 3-3 量取奶粉
测试温度	(1) 右手将奶瓶倒转,滴 1~2 滴乳液于前臂内侧测试乳汁温度,以温热而不烫手为宜 (2) 指导患儿家长按照人工喂养方法喂乳	奶粉已经溶解,让我们试一下温度,温度正好,您可以给宝宝喂奶了(好的)
整理记录	整理用物,擦拭配奶台面。洗手,记录配制时间及喂乳乳量	您还有什么需要帮助的吗?(没有了)好的,您和宝宝好好休息,有事按呼叫器

▶ **任务评价**

 配乳技术评价表

▶ **问题探究**

1. 如何进行乳量计算?

答:婴儿每日所需能量 460 kJ/kg,根据患儿体重可计算出每日所需总能量。每 100 ml 奶液大约可提供 270 kJ 能量(不同奶粉稍有区别),故可折算出每日所需总奶量,按照婴儿每日分 6 次喂奶再计算出每次需喂奶量。

2. 配乳应注意哪些问题?

答:配制乳液时应先放水,再放奶粉,顺序不宜互换,否则影响奶粉溶解,易结块。奶量与水量的比例应按使用说明准确量出,不宜擅自改变奶粉及水的比例,因为过浓则不易消化,过稀则不能满足小儿需求。

▶ **问题测试**

 配乳技术在线测试

▶ **职业精神**

 守护健康,共创小康

任务二 母乳喂养技术

母乳喂养是指婴儿以母乳为主要食物来源,不添加其他乳品或代乳品的喂养方式。

▶ 目的

1. 营养价值高,易于消化、吸收。
2. 增强婴儿的免疫力。
3. 增进母婴感情,促进婴儿智力发育。

▶ 计划

1. **护士准备** 着装整洁,修剪指甲,洗手,戴口罩。
2. **乳母准备** 母亲于哺喂前先洗手,给婴儿更换尿布(或一次性纸尿裤),温水毛巾清洁乳头,按摩乳房,做好哺乳准备。
3. **用物准备** 哺乳前自备干净毛巾、干净尿布(或一次性纸尿裤)、矮凳(图3-4)。

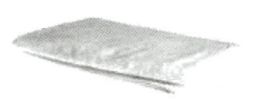 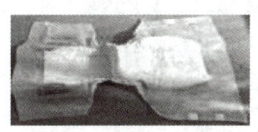 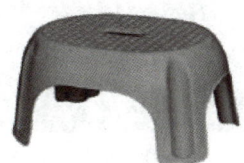

A. 干净毛巾　　　　　　B. 一次性纸尿裤　　　　　　C. 矮凳

图 3-4　母乳喂养用物准备

4. **环境准备** 安静、舒适、清洁,温湿度适宜,避免对流风,屏风遮挡。

▶ 实施

母乳喂养技术操作视频

母乳喂养技术实施见表3-2。

表 3-2　母乳喂养技术

操作流程	操作步骤	沟通与说明
核对解释	核对病室、床号、患儿姓名,向患儿家属解释患儿病情及母乳喂养的正确方法及注意事项,取得配合	您好,我是护士小××,请问您的宝宝叫什么名字?(我的宝宝叫×××)让我核对宝宝的腕带信息。您的宝宝现在病情稳定,吸吮、吞咽能力好,您可以给宝宝母乳喂养。我来向您介绍一下正确的方法和注意事项,希望您的宝宝茁壮成长,好吗?(好的,谢谢)

模块三　喂养技术

续表

操作流程	操作步骤	沟通与说明
安置体位（乳母）	母亲取端坐位，双腿自然屈曲，哺乳侧脚下置一小凳，使大腿稍抬高。同侧手臂抱患儿于斜坐位，使其头、肩枕于母亲哺乳侧肘弯部，枕部与脊柱呈直线。母亲哺乳侧肘部置于抬高的大腿上，前臂及手顺势托住患儿臀部，使患儿身体轻贴母亲胸腹部，面部轻贴乳房	我帮您拿了一个矮凳，您可以垫在脚下，取得舒适体位会让您不累，宝宝也吃得好（好的）
哺乳	（1）母亲轻托乳房，使乳头触碰患儿嘴唇，待其张大嘴时放入口中，使其口含住乳头及大部分乳晕且不堵鼻 （2）哺喂过程中注意观察患儿吸吮及吞咽情况。当乳汁流入过急，患儿有呛奶、溢乳时，母亲可采取示、中指轻夹乳晕两旁的"剪刀式"哺喂姿势（图3-5） 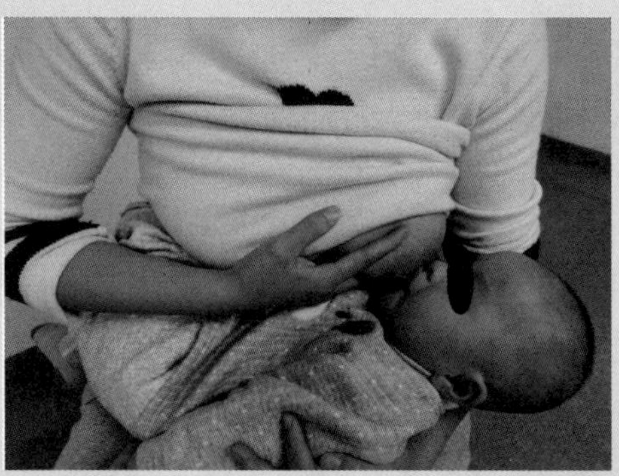	宝宝吃奶时口含住乳头及大部分乳晕，可以让宝宝更易吸吮，还能减少母亲乳头皲裂。您要注意宝宝吸吮和吞咽的情况，如果宝宝睡着了停止吸吮了，您可以搓搓他的耳朵使其继续吸吮（好的，谢谢）

图3-5 "剪刀式"哺乳

| | （3）每次哺喂15~20分钟。每次哺喂应使一侧乳房排空后，再喂另一侧，下次哺喂时则先吃未排空的一侧，防止乳腺小管堵塞引发胀痛甚至乳腺炎 | 每次喂奶要保证宝宝清醒下吸奶15~20分钟，就可以让宝宝吃饱（好的）
另外宝宝6个月以后就要添加辅食了，您方便的时候，我可以向您介绍辅食添加的事情（太好了） |
| 拍背排气 | 喂奶完毕，将患儿竖抱，头部伏于母亲肩上，母亲手掌内屈，轻拍其背部使咽下的空气得以排出，擦去嘴角的奶渍（图3-6） 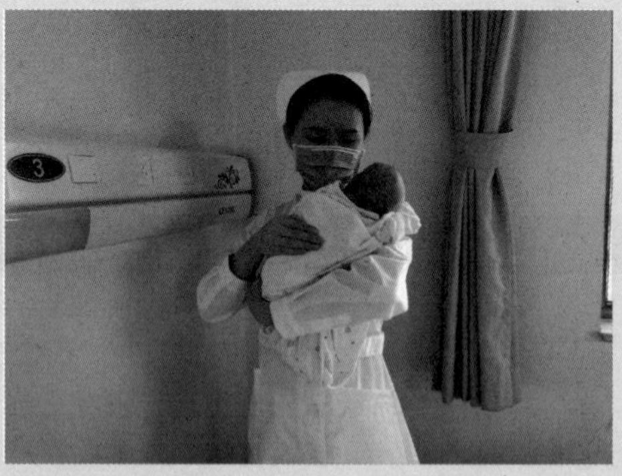 | 宝宝吃得很好，现在让我们帮宝宝拍嗝吧，这样可以让宝宝更舒服，减少溢乳（谢谢）
好了，现在可以把宝宝放在床上，刚刚喂完奶，最好坚持面向右侧躺半个小时后再调整体位，您要注意观察宝宝有没有溢乳的情况（好的） |

图3-6 竖抱拍背

| 安置体位 | 将患儿置于床上，右侧卧位，以防溢乳 | |
| 整理记录 | 整理床单位，洗手。记录患儿吸吮情况 | 请问您还有什么需要帮助的吗？（没有了）好的，有事请按呼叫器（好的） |

任务评价

母乳喂养技术评价表

问题探究

1. 母乳喂养的次数和要求？

答：新生儿出生后即可哺乳，满月前提倡按需哺乳，以促进乳汁分泌；随着婴儿成长，吸入量逐渐增多，采取定时哺乳。一般 2 个月内每 3 个小时喂一次，一日 7~8 次；3~4 个月后，每 3 个小时喂一次，夜间可停喂一次，即一日 6 次。哺乳应在婴儿清醒、有饥饿感时进行。通常在哺乳开始的 2~3 分钟内，婴儿吸乳量可达乳汁量的 50%，4 分钟可达 80%~90%，故每次哺乳时间不宜过长，大约 15 分钟即可。

2. 防止宝宝溢乳的关键措施是什么？

答：防止溢乳的关键措施是哺乳后拍背排气，即竖抱拍背，然后使宝宝采取右侧卧位。

3. 哪些情况不宜进行母乳喂养？

答：乳母患急、慢性传染病，活动性肺结核等消耗性疾病，重症心、肾疾病等均不宜进行母乳喂养。患乳腺炎者应暂停患侧哺乳。

4. 乳腺小管堵塞导致硬块、肿痛时怎么办？

答：可以用正确的手法按摩乳房，使硬块揉开，乳腺小管通畅。正确的做法是：先用大拇指及示指轻柔地拉或揉乳头，以手掌大鱼际轻轻地按摩乳房，自乳房根部以螺旋式按摩至乳晕，将拇指及示指放置在距乳头根部 2 cm 处，拇指与示指相对，其余三指在对侧对应处：压、挤、松。两侧乳房交替挤压。

5. 如何避免发生硬块堵塞乳腺小管和乳腺炎的情况？

答：指导乳母每次哺乳应尽量将一侧乳房排空后再喂另一侧，下次哺乳时则先吃未排空的一侧。如乳汁充足患儿吸不完时，应将剩余的乳汁挤出，以免乳汁淤积影响乳汁分泌或引起乳腺小管及乳腺炎的情况。

问题测试

母乳喂养技术在线测试

职业精神

护理创新——源于问题的思考与实践

任务三 人工喂养技术

人工喂养是指 6 个月以内的婴儿完全用牛乳、羊乳或其他代乳品喂养。

▶ 目的

保证患儿有足够的营养供给。

▶ 计划

1. 护士准备 衣帽整洁,洗手,戴口罩。

2. 用物准备

(1) 检查奶温和奶嘴孔径是否合适,奶液种类、质和量。

(2) 核对医嘱单,记录单。

(3) 物品:奶嘴、奶瓶、量杯、奶粉、温水(45~50℃)、水温计、小毛巾等(图3-7)。

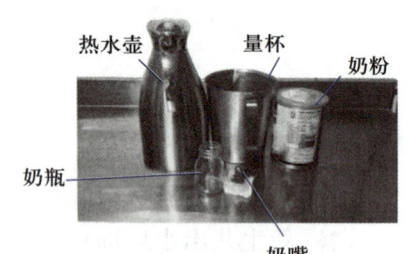

图 3-7 人工喂养技术用物准备

3. 环境准备 安全、安静、清洁。必要时屏风遮挡,请无关人员回避等。

▶ 实施

 人工喂养技术操作视频

人工喂养技术实施见表3-3。

表 3-3 人工喂养技术

操作流程	操作步骤	沟通与说明
评估	评估患儿年龄、病情、意识情况;评估患儿吸吮、吞咽、消化、吸收、排泄情况;评估环境是否安静、舒适、清洁	
核对解释	核对医嘱,携用物至患儿床旁。辨识患儿,向患儿及其家长解释人工喂养的目的及过程,取得配合	您好,我是护士小×,请问您的宝宝叫什么名字?(我的宝宝叫×××)我核对下宝宝的腕带信息。为了保证宝宝的营养需求,促进生长发育,我们需要给宝宝进行人工喂养。现在宝宝有吸吮手指、哭闹等饥饿表现,可以喂奶了。我先去冲泡牛奶,您稍等(好的)
更换纸尿裤	可先更换纸尿裤、洗手	我先给宝宝换纸尿裤,可以促进宝宝舒适,有利于顺利喂奶
测试温度	右手将奶瓶倒转,使奶嘴充满奶液,奶液间断滴出。在手臂内侧滴奶液1~2滴用于测试温度(图3-8) 图 3-8 测试温度	奶粉已冲泡好,我测试下牛奶温度(好的)
安置卧位	轻轻帮患儿置于舒适卧位,将小毛巾垫于患儿颌下	先帮宝宝安置一个舒适的喂奶姿势(好的)

操作流程	操作步骤	沟通与说明
喂奶	将奶瓶斜置,使奶汁充满奶头。喂奶期间随时观察患儿的面色、呼吸、吞咽、有无呛咳等(图3-9、图3-10)	可以给宝宝喂奶了,要注意保证奶嘴里面充满乳汁,避免宝宝吸入空气,引起腹胀、呕吐不适(好的)
	图 3-9 抱喂	图 3-10 卧位喂奶
排气	喂奶完毕,抱起患儿,轻拍背部使其打嗝,排出空气,擦去嘴角的奶渍(图3-11)	宝宝吃完了,真棒!给宝宝拍拍背,把空气排出来
	图 3-11 拍背排气	
整理记录	予以患儿右侧卧位,抬高床头30°,防止吐奶清理用物,洗手。记录奶量及进食情况	您好,宝宝喂完奶之后都建议先右侧卧位,也是为了避免吐奶导致误吸危险,您记住了吗?(好的,谢谢您!)谢谢您的配合,您和宝宝好好休息,有事按呼叫器(好的)

▶ 任务评价

 人工喂养技术评价表

▶ 问题探究

1. 人工喂养可选择哪些乳制品?

答:可选择鲜牛乳、牛乳制品(全脂奶粉、婴儿配方奶粉等)、羊乳等,其中婴儿配方奶粉为全脂奶粉经改变成分后,使其接近人乳并强化了部分营养成分,最适合婴儿的喂养。

2. 羊乳相对易消化,为何不可长期喂养?

答:由于羊乳中缺乏叶酸,长期饮用而未及时添加辅食,可导致婴儿患营养性巨幼细胞性贫血,故不可长期单纯喂养羊乳。

3. 人工喂养的注意事项有哪些?

答:选择合适的奶瓶、奶嘴;新鲜配制;奶汁的浓度不可过稀或过浓,奶液温度与体温相似,以滴在手臂内侧不感到过热为宜。

喂奶时斜抱婴儿,将奶瓶斜置,使奶汁充满奶嘴,喂毕抱起婴儿轻拍后背,使吃奶过程中吞咽的气体排出。加强喂奶工具卫生。因患儿体重、病情差异,随时调整配制奶量。

▶ 问题测试

 人工喂养技术在线测试

▶ 职业精神

 护理之路,韶华倾付

任务四 鼻(口)饲技术

鼻(口)饲技术是将胃管经鼻腔或口腔置入胃内,从胃管内灌注流质食物、水分和药物的方法。

▶ 目的

为不能经口进食者灌入流质液体,以维持患儿营养和治疗的需要。

▶ 计划

1. 护士准备 衣帽整洁,洗手,戴口罩。

2. 用物准备

(1) 检查鼻饲饮食种类、质和量,温度是否合适。

(2) 核对医嘱单、记录单。

(3) 其他物品:治疗盘、治疗碗、鼻胃管、生理盐水、注射器(根据鼻饲量选择注射器)、棉签、纱布、手套、听诊器、手电筒等(图3-12)。

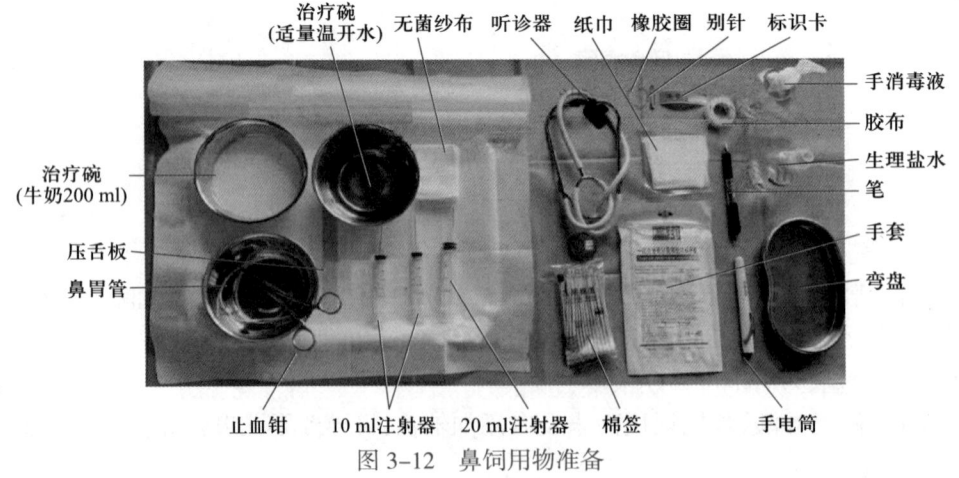

图 3-12 鼻饲用物准备

3. 环境准备 安全、安静、清洁。必要时屏风遮挡,请无关人员回避等。

▶ 实施

鼻(口)饲技术实施见表3-4。

鼻(口)饲技术操作视频

表 3-4 鼻(口)饲技术

操作流程	操作步骤	沟通与说明
评估	评估患儿病情、年龄;评估患儿意识及合作程序	
核对解释	核对医嘱,携用物至患儿床旁。辨识患儿,向患儿及其家长解释鼻饲的目的及过程,取得患儿及其家长配合	您好,我是护士小××,请问您的宝宝叫什么名字?(我的宝宝叫×××)我核对下宝宝的腕带信息。由于宝宝暂时不能自己进食,为了保证宝宝的营养,促进早日康复,现在我需要给宝宝留置胃管。(好的)我先检查下宝宝的鼻腔和口腔情况,请您配合我,好吗?(好的)谢谢!宝宝口、鼻腔无异常,我去准备用物,您稍等(好的)
插管前准备	(1) 将患儿床头抬高30°,用棉签清洁患儿的口腔或鼻腔,铺治疗巾于患儿颌下 (2) 戴手套,检查胃管是否通畅。测量胃管插入长度。润滑前段(一般为鼻尖至耳垂再至剑突,或前额发际至剑突的距离,用温水润滑胃管前端14~16 cm)(图3-13) 图 3-13 测量胃管长度	宝宝妈妈,请您再告诉我下宝宝名字。(我的宝宝叫×××)好的,谢谢您!现在我要给您的宝宝留置胃管了,我们需要为宝宝先摆放好体位,测量胃管插入的长度(可以) 宝宝真乖,咱们躺好
插胃管	(1) 一手持纱布托住胃管,一手持镊子夹住胃管前端,沿选定侧鼻孔先稍向上平行。再向后下缓缓插入至咽喉部(10~15 cm)时,托起患儿头部,使下颌靠近胸骨柄,缓慢插入至所需长度 (2) 观察反应:① 呛咳、呼吸困难:可能误入气管,立即拔管,休息后再插。② 恶心、呕吐:暂停片刻继续插入。③ 插入不畅:查明插入不畅的原因(可能盘曲口内),拔管,休息片刻再插入	这是我的助手××,请她来帮助我固定宝宝的体位,以及置管过程中托起宝宝的头部(好的)
插管后	(1) 检查口腔内有无胃管盘曲。确认胃管是否在胃内: 1) 使用注射器回抽胃液,如有胃液证明在胃内(图3-14) 2) 向胃内注射5 ml空气,用听诊器听诊腹部,有气过水声证明在胃内(图3-15) 3) 将胃管末端放入盛有水的容器内,无气泡冒出证明在胃内(图3-16) (2) 脱手套,固定(于鼻翼、面颊)(图3-17)	胃管已置入,现在我再检查下宝宝口腔有无胃管盘曲,进一步确定胃管是否在胃内(好的)

模块三 喂养技术

续表

操作流程	操作步骤	沟通与说明
插管后	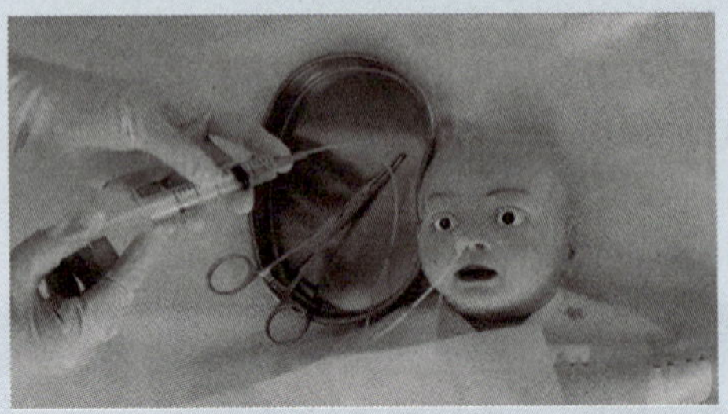 图 3-14 回抽胃液 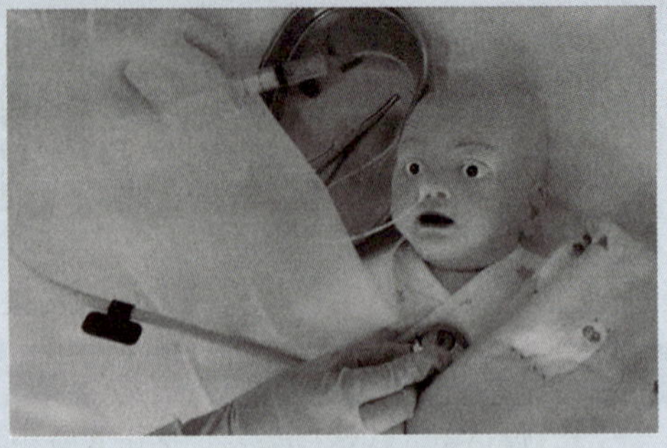　　图 3-15 听气过水声 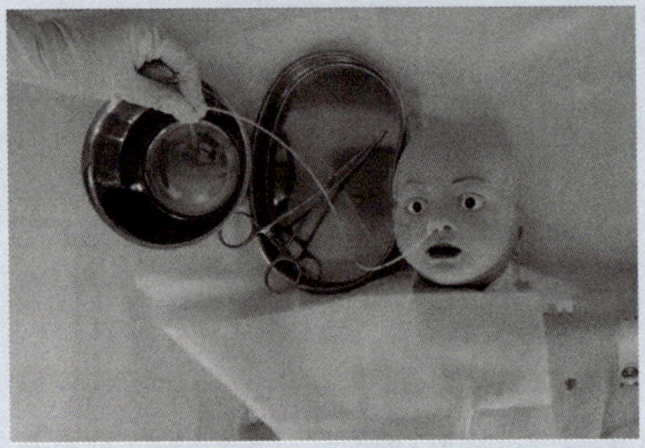 图 3-16 查看有无气泡 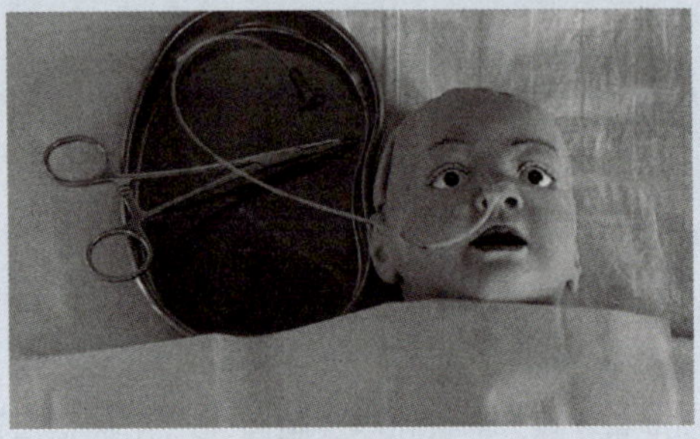　　图 3-17 固定胃管	
喂食前	(1) 双人查对医嘱、鼻饲奶液、有效期、床头卡及手腕带 (2) 抽取奶液放置无菌碗内,核对奶量,测试奶温 洗手 (3) 抽取 1~2 ml 温开水冲管	我现在来试一下奶液的温度,奶液温度适宜(好的,谢谢)
喂食	缓慢注入牛奶(图 3-18) 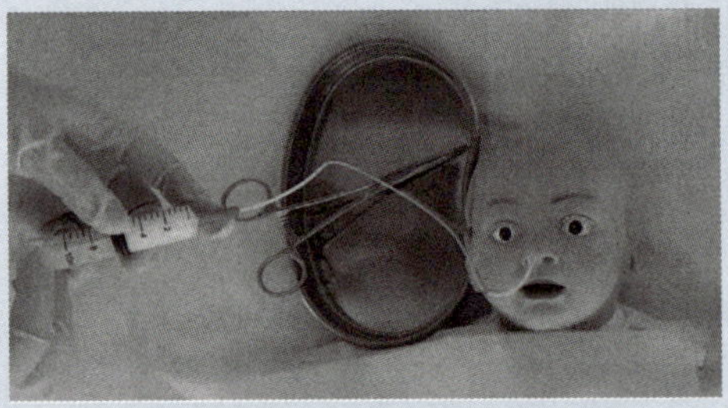 图 3-18 缓慢注入牛奶	我现在准备给宝宝喂奶了(好的,谢谢)
喂食后	(1) 抽取 1~2 ml 温开水冲管,抽 1 ml 空气把温开水打入胃内 (2) 反折胃管开口端,纱布包好,橡皮圈系紧(图 3-19) (3) 注明管道标识(插管时间、插管人、鼻饲流质的名称及液量) 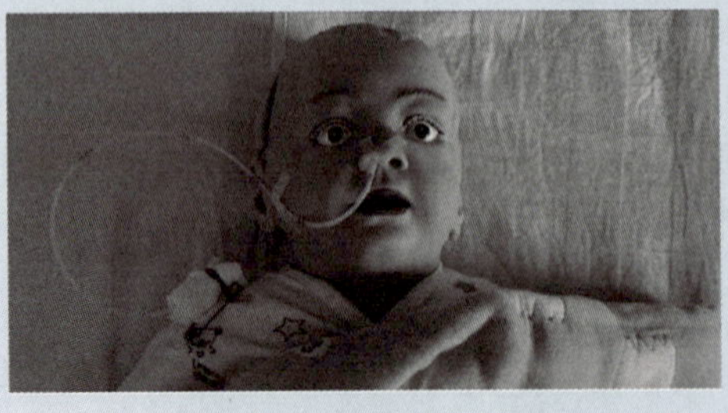 图 3-19 反折胃管	好了,喂完奶了,再冲下胃管。胃管我给宝宝固定好了,请您注意保护,避免宝宝不小心拔出,谢谢您的配合(谢谢您)

48　儿科护理技能实训

续表

操作流程	操作步骤	沟通与说明
整理记录	(1) 安置患儿右侧卧位,整理床单位,按要求初步处理用物 (2) 洗手、记录	您好,为了避免宝宝吐奶导致窒息,我先帮宝宝取右侧卧位。(好的) 请您注意宝宝有无吐奶等不适,也注意保护胃管避免脱落,如有异常,请及时通知我,我会尽快来处理的。(好的)还有什么需要帮助的吗?(没有了,谢谢) 谢谢您的配合,您和宝宝好好休息,有事按呼叫器

▶ 任务评价

 鼻(口)饲技术评价表

▶ 问题探究

1. 长期鼻(口)饲患儿护理要点有哪些?

答:长期鼻(口)饲患儿应每天进行口腔护理2~3次,定期(按说明书)更换胃管。更换胃管时,在末次灌注后拔出,次晨再从另一侧鼻孔插入。

2. 插胃管前患儿评估的重点内容有哪些?

答:病情、置管目的、心理需要、意识和合作能力、营养状态,是否有鼻中隔偏曲、鼻腔炎症和阻塞,不能进食的原因,有无口腔疾患、吞咽困难,有无上消化道狭窄等。

3. 鼻(口)饲技术的注意事项有哪些?

答:必须肯定胃管确在胃内,方可进行鼻饲;新生儿胃容量较小,喂入量必须严格遵医嘱;鼻饲量<200 ml/次,间隔时间>2小时,鼻饲液温度38~40℃;如须经胃管给药时,则药物必须研细用温开水调匀后方可注入;喂完药及奶后,注入少量温开水,以免胃管堵塞;下次使用前,应先将胃内所有液体抽出后,再行喂饲;鼻饲过程中应密切观察患儿生命体征,评估有无食物反流、误吸、窒息等情况,一旦出现应立即停止鼻饲,让患儿取右侧卧位吸出口鼻反流物,必要时可采用支气管镜下吸引,帮助清除误吸物。

▶ 问题测试

 鼻(口)饲技术问题测试

▶ 职业精神

 京冀接力爱相"髓"

模块三 喂养技术

模块四

血标本采集及静脉输液技术

— ▶▶▶ 模块导航

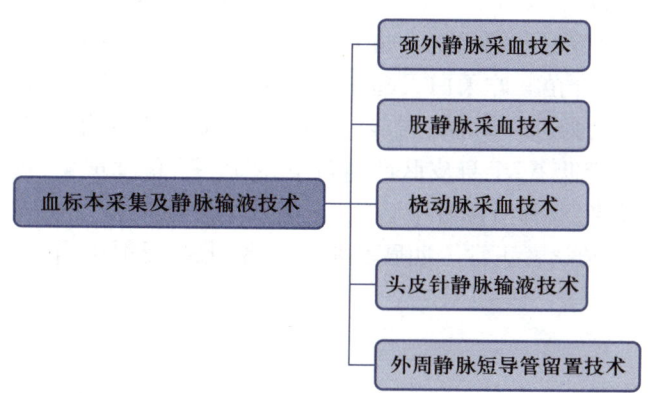

血标本采集及静脉输液技术
- 颈外静脉采血技术
- 股静脉采血技术
- 桡动脉采血技术
- 头皮针静脉输液技术
- 外周静脉短导管留置技术

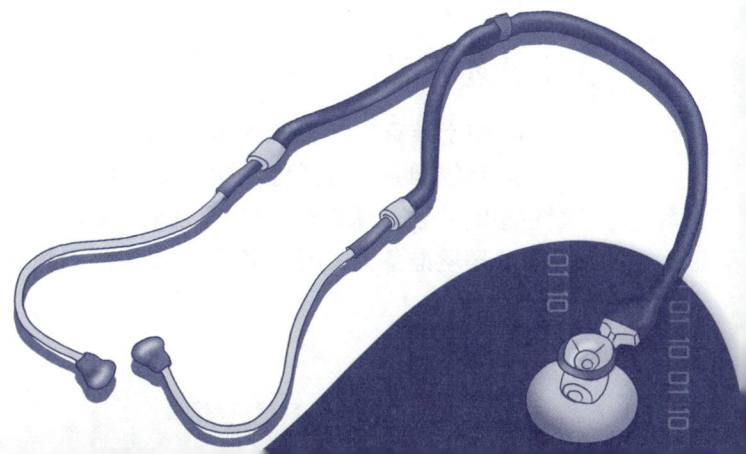

学习目标

知识目标：1. 熟记采血技术的原则、采血的时间。
2. 熟记血标本采集技术及静脉输液的目的、注意事项。
3. 熟记血标本采集及静脉输液的护理措施。

技能目标：1. 熟练掌握血标本采集技术及静脉输液操作技术。
2. 能够为血标本采集技术及静脉输液患儿及其家庭进行健康指导。

素养目标：1. 具有良好的职业道德及护理礼仪规范。
2. 具有较强的人文关怀理念、护患沟通能力。
3. 热爱儿科护理工作,践行社会主义核心价值观。

临床案例

患儿,女,生后 35 小时,皮肤黄染 1 天收治入院。患儿系 G_3P_2,孕 38^{+2} 周,顺产出生,出生体重 3 240 g。无胎膜早破及宫内窒息史。无窒息抢救史,Apgar 评分 9~10 分,生后 2 小时开奶,人工喂养,吃奶尚可,大小便已排,已接种乙肝疫苗、卡介苗。昨天白天起家长发现患儿皮肤黄疸,巩膜发黄,逐渐加重,吃奶少,呼吸快,无腹胀、呕吐。急诊入院,为进一步治疗遂收住入院。发病以来,患儿精神欠佳,无抽搐、激惹等表现。

体格检查：足月儿貌,反应低下,全身皮肤严重黄染,巩膜中、重度黄染,颈软,双侧瞳孔等圆等大,对光反射灵敏,口唇红润,呼吸快,双肺听诊呼吸音粗,未闻及干湿性啰音,心音有力,心率 138 次 / 分,心律齐。腹平软。肝脾肋下未及,肠鸣音正常。四肢肌张力正常,原始反射可引出。

案例分析

1. 为了进一步确诊,需进行血常规检查,抽取静脉血检测血清胆红素。
2. 为了排除新生儿溶血病,需为母亲及新生儿进行血型检测。
3. 遵医嘱予以桡动脉采血,检测血气分析,并给予白蛋白静脉滴注降胆红素治疗。

任务一　颈外静脉采血技术

颈外静脉采血技术是指通过颈外静脉穿刺留取静脉血标本的方法。适用于婴幼儿或肥胖儿童。

▶ 目的

1. 为患儿诊断、手术前准备、争取抢救时机采集静脉血标本。
2. 为经四肢静脉采血困难的患儿采集静脉血标本。

▶ 计划

1. **护士准备**　着装整洁,洗手,戴口罩。
2. **用物准备**　锐器盒、手消毒液、治疗盘、无菌棉球、胶贴、一次性注射器、皮肤消毒液、无菌棉签、一次性垫巾、一次性采血针、真空采血管、医嘱单、检验单标签(图 4-1)。
3. **环境准备**　关闭病室门窗,必要时屏风遮挡,或将患儿携至穿刺室,请无关人员回避。

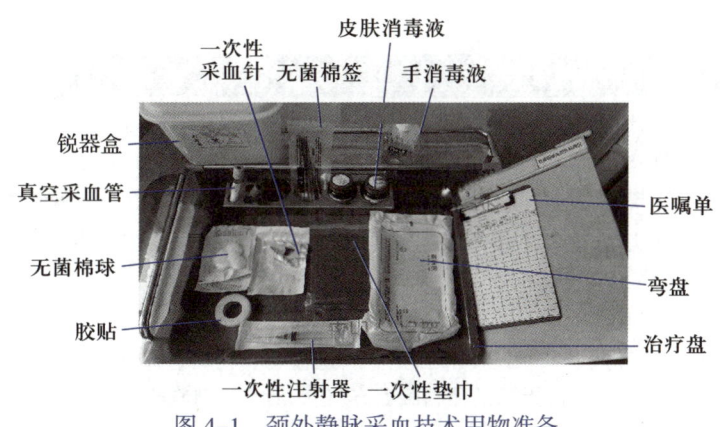

图 4-1 颈外静脉采血技术用物准备

实施

 颈外静脉穿刺技术操作视频

颈外静脉穿刺技术实施见表 4-1。

表 4-1 颈外静脉穿刺技术

操作流程	操作步骤	沟通与说明
核对解释	核对医嘱单和检验单信息(图 4-2),携用物至患儿床旁,辨识患儿(图 4-3),并向患儿家长解释经颈外静脉留取血标本的目的及过程,取得患儿及其家长配合	您好,我是护士小×,请问您的宝宝叫什么名字?(我的宝宝叫×××)让我核对宝宝的腕带信息。由于您的宝宝现在出现黄疸现象,为了了解宝宝胆红素浓度,今天需要给宝宝抽取血标本,我先看一下宝宝的皮肤情况。皮肤完整无破损,我去准备用物,您稍等(好的)
	图 4-2 核对医嘱单和检验单　　图 4-3 辨识患儿	
摆放体位	协助患儿去枕平卧位,头偏向对侧,肩下垫薄枕,使头低肩高,充分显露颈外静脉,下方放置垫巾(图 4-4)	您好,请问您的宝宝叫什么名字?(我的宝宝叫×××)好的,现在我给宝宝抽取血标本。我们需要为宝宝摆放好体位(可以)
	图 4-4 显露颈外静脉	

模块四　血标本采集及静脉输液技术

续表

操作流程	操作步骤	沟通与说明
固定体位	助手站在患儿头端,双手固定患儿头部,配合程度较差的患儿由另一助手站在患儿足端,用双手、前臂及肘部约束患儿躯干及上肢	这是我的助手护士小×,请她来帮助我固定宝宝的体位(可以)
确定穿刺点、消毒皮肤	操作者站在患儿头端,选择下颌角和锁骨上缘中点连线上1/3为穿刺点。以穿刺点为中心消毒穿刺部位皮肤,直径5~6 cm,待干	我来为宝宝消毒皮肤,宝宝不哭
穿刺	助手以手指按在颈静脉三角处,使静脉充盈。操作者取出一次性注射器,左手拇指绷紧穿刺点上方皮肤,右手持针,针头与皮肤呈45°进入皮下,沿血管方向插入静脉	我现在来为宝宝穿刺抽血,我会轻一些的,尽量做到减轻宝宝的痛苦(好的)
抽取血标本	见到暗红色回血后固定,抽取所需血量	好的,马上就好了
拔针、按压	用干棉球按压穿刺点,拔出针头,指导助手或患儿家长用三指法按压棉球5~10分钟,直至无出血为止	好了,抽血已完成,咱们再按压一会儿,以免造成出血或血肿(好的,谢谢)
处置血标本	将血标本注入真空采血管内,注射器按废弃物处理原则处理。血标本置于试管架,待送检	
整理记录	协助患儿取舒适体位,整理床单位。清理用物,洗手。及时送检标本并记录。记录血标本留取时间,如有需要则记录血量、采血部位等	您好,我来帮宝宝取舒适体位,这样可以吗?(可以),请您经常观察一下穿刺部位,如果有出血,请及时通知我,我会尽快来处理的。(好的)还有什么需要帮助的吗?(没有了,谢谢)谢谢您的配合,您和宝宝好好休息,有事按呼叫器

▶ **任务评价**

颈外静脉穿刺技术评价表

▶ **问题探究**

1. 小儿颈外静脉采血需禁食多长时间?为什么?

答:患儿在进行颈外静脉采血前通常需禁食4小时,主要原因是儿童贲门括约肌发育不够完善,在进行穿刺操作时的哭闹会导致吸入大量空气,加之颈部刺激会造成呕吐物进入气道,从而导致窒息。

2. 如何有效暴露颈外静脉?

答:需选择合适的穿刺体位,一般情况下予以患儿平卧位,适当摇高床尾,使患儿呈头低脚高位,且可在其肩部垫一个小枕,这样可以较好地暴露颈静脉,提高穿刺成功率。

3. 颈外静脉采血注意事项有哪些?

答:穿刺过程中应密切观察患儿面色、呼吸情况,发现异常立即停止穿刺并进行相应的处理。操作动作要迅速,以免患儿头部下垂时间过长,影响头部血液回流。抽血完毕应压迫穿刺部位,注意勿压迫气管影响呼吸,立即扶患儿坐起,减轻头部静脉压,以防出现血肿。穿刺后观察局部有无活动性出血等。

▸ **问题测试**

 颈外静脉穿刺技术在线测试

▸ **职业精神**

 肝胆相照，医者仁心

任务二 股静脉采血技术

股静脉采血技术是指通过行股静脉穿刺留取静脉血标本的方法。一般用于小婴儿及经外周静脉采血困难的婴幼儿。

▸ **目的**

1. 为患儿诊断、手术前准备、争取抢救时机采集静脉血标本。
2. 为经四肢静脉采血困难的患儿采集静脉血标本。

▸ **计划**

1. **护士准备** 着装整洁，洗手，戴口罩。
2. **用物准备** 锐器盒、手消毒液、弯盘、无菌棉球、污物罐、一次性采血器、静脉采血针、皮肤消毒液（碘伏）、无菌棉签、一次性垫巾、医嘱单、检验单条形码（图4-5）。

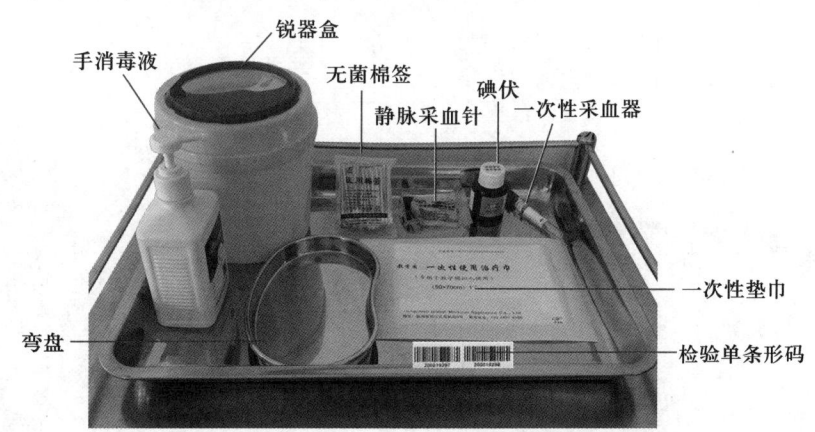

图4-5 股静脉穿刺采血技术用物准备

3. **环境准备** 关闭病室门窗，必要时屏风遮挡，或将患儿携至穿刺室，请无关人员回避。

▸ **实施**

 股静脉采血技术操作视频

模块四 血标本采集及静脉输液技术

股静脉采血技术实施见表 4-2。

表 4-2 股静脉采血技术

操作流程	操作步骤	沟通与说明
核对解释	携用物至患儿床旁,辨识患儿,向患儿家长解释经股静脉留取血标本的目的及过程,取得患儿家长配合	您好,我是护士小×,请问您的宝宝叫什么名字?(我的宝宝叫×××)让我核对宝宝的腕带信息。由于您的宝宝现在出现黄疸现象,为了了解宝宝胆红素浓度,今天需要给宝宝抽取血标本,我先看一下宝宝的皮肤情况。皮肤完整无破损,我去准备用物,您稍等(好的)
摆放体位	(1) 清洁穿刺部位皮肤。脱去患儿裤子,清洁双侧腹股沟区域的皮肤,用尿布包裹好会阴部 (2) 协助患儿取仰卧位,垫高穿刺侧臀部,大腿稍外展、外旋,膝关节屈曲为直角(膝盖转向外侧,腘窝向内),呈蛙状,暴露穿刺部位,下方放置垫巾	您好,请问您的宝宝叫什么名字?(我的宝宝叫×××)现在我给宝宝抽取血标本。我们需要为宝宝摆放好体位(好的)
固定体位	助手站在患儿头端,用双肘及前臂约束患儿躯干及上肢,两手分别固定患儿两腿	这是我的助手护士小×,请她来帮助我固定宝宝的体位(可以)
确定穿刺点、消毒皮肤	(1) 操作者用左手示指、中指在腹股沟中 1/3 处触摸股动脉搏动,确定穿刺点 (2) 以穿刺点为中心消毒穿刺部位皮肤,直径 5~6 cm,待干	我来为宝宝消毒皮肤,宝宝不哭,真乖
穿刺	取出一次性采血针。消毒操作者左手示指、中指(或戴无菌手套),在穿刺部位触摸股动脉搏动点后手指固定不动(图 4-6) (1) 直刺法:右手持采血针,腕部靠在患儿大腿上作为支点,使针头与皮肤呈直角,自股动脉搏动点内侧 0.3~0.5 cm 处刺入(图 4-7) (2) 斜刺法:在腹股沟下 1~3 cm 处与腿轴平行方向呈 45° 斜面刺入皮肤,向股动脉搏动点内侧进针	我现在来为宝宝穿刺抽血,我会轻一些的,尽量做到减轻宝宝的痛苦(谢谢)

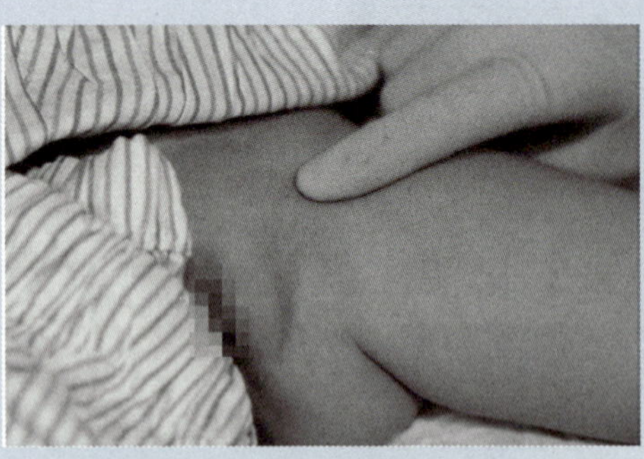

图 4-6 指示股静脉进针点　　图 4-7 股动脉搏动点内侧进针

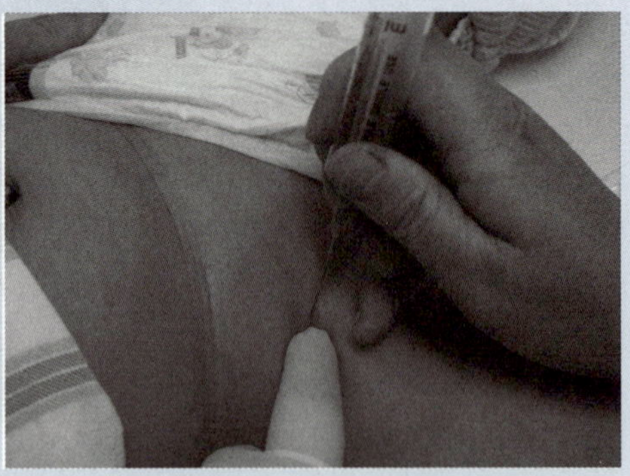

抽取血标本	逐渐向上提针或向后退针,边提针/退针边抽吸,见到暗红色回血后立即停止,左手固定针头,右手抽动活塞,抽取所需血量(图 4-8)	好的,马上就好了

操作流程	操作步骤	沟通与说明
抽取血标本	图 4-8 抽取血标本	
拔针、按压	快速拔出针头,以无菌棉球按压穿刺点,三指法按压棉球 5~10 分钟,直至局部无出血为止	好了,抽血已完成,咱们再按压一会儿,以免造成出血或血肿(好的)
处置血标本	注射器按废弃物处理原则处理。检验单条形码贴于采血管上,放置于试管架,待送检	
整理记录	协助患儿取舒适体位,整理床单位。清理用物,洗手及时送检标本。并记录血标本留取时间、血量、采血部位等	您好,我来帮宝宝取舒适体位,这样可以吗?(可以)请您经常观察一下穿刺部位,如果有出血,请及时通知我,我会尽快来处理的。(好的)还有什么需要帮助的吗?(没有了,谢谢)谢谢您的配合,您和宝宝好好休息,有事按呼叫器

▶ 任务评价

 股静脉采血技术评价表

▶ 问题探究

1. 什么情况下禁止股静脉穿刺采血?

答:腹股沟有伤口、穿刺处皮肤糜烂或感染时禁止穿刺,有肾病综合征及出血倾向或凝血功能障碍的患儿禁用股静脉穿刺采血。

2. 在进行股静脉穿刺时应注意哪些问题?

答:直刺法要根据婴儿皮下脂肪薄厚调整进针的深浅度;斜刺法针头不要刺入太深,以免伤及髋关节或腹腔内组织。穿刺时密切观察患儿的意识、面色、生命体征等,如有异常立即停止操作。

3. 如果穿刺后抽出的血液为鲜红色,应如何处理?

答:若抽出血液为鲜红色,回血压力高,则提示刺入股动脉,应立即拔出针头,用无菌干棉球紧压穿刺处 10~15 分钟,直至无出血为止。

▶ 问题测试

 股静脉采血技术在线测试

▶ 职业精神

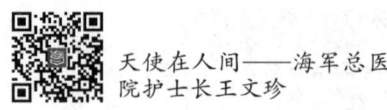

天使在人间——海军总医院护士长王文珍

任务三 桡动脉采血技术

桡动脉采血技术是通过穿刺桡动脉留取动脉血标本的一种方法。

▶ 目的

1. 了解患儿的呼吸功能及体内酸碱平衡状态,以指导治疗。
2. 用于各种疾病、创伤、手术、呼吸衰竭、心肺复苏后等患儿的监测。

▶ 计划

1. **护士准备** 着装整洁,洗手,戴口罩。
2. **用物准备** 治疗盘或弯盘、无菌棉球、胶贴、一次性采血器、动脉采血针、皮肤消毒液(碘伏)、无菌棉签、污物罐、医嘱单、检验单条形码、锐器盒、手消毒液(图4-9)。

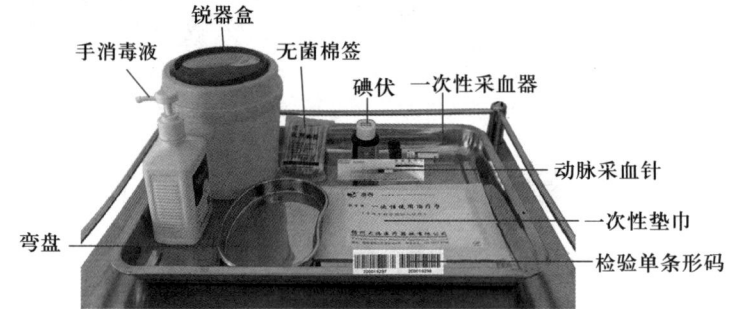

图 4-9 桡动脉穿刺采血技术用物准备

3. **环境准备** 关闭门窗,调室温,必要时屏风遮挡,请无关人员回避。

▶ 实施

 桡动脉采血技术操作视频

桡动脉采血技术实施见表 4-3。

表 4-3 桡动脉采血技术

操作流程	操作步骤	沟通与说明
核对解释	核对患儿,向患儿及其家长解释留取动脉血标本的目的及过程,取得配合	您好,我是护士小×,请问您的宝宝叫什么名字?(我的宝宝叫×××)让我核对宝宝的腕带信息(好的) 本次采血的目的是检查宝宝血液的酸碱度,以便于诊断和治疗,希望能得到您的配合(好的)

操作流程	操作步骤	沟通与说明
评估	评估患儿病情、年龄、桡动脉局部皮肤及血管情况;评估患儿配合程度	我来看看宝宝的局部皮肤情况,皮肤无红肿、破损等情况,可以穿刺。我去准备用物,请稍等(好的)
核对检验医嘱单和检验单信息	核对检验医嘱单和检验单信息,携用物至患儿床旁或将患儿转移至操作台旁(图4-10) 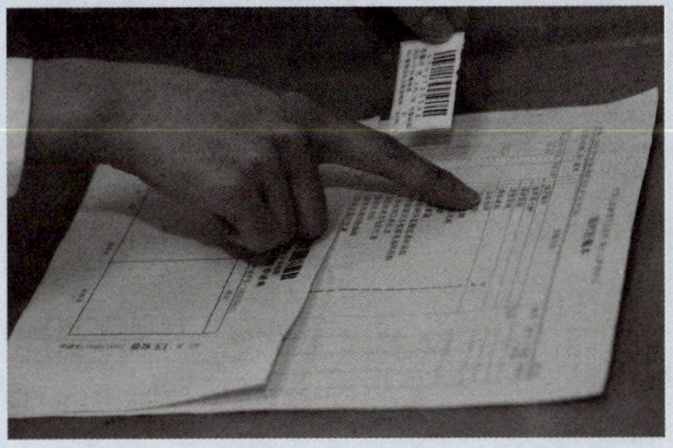 图4-10 核对信息	您好,我是护士小×,请问您的宝宝叫什么名字?(我的宝宝叫×××)让我核对宝宝的腕带信息
确定穿刺部位	协助患儿取舒适姿势,暴露采血部位。在穿刺部位肢体下放置垫巾,患儿手心向上,手腕伸直,触摸动脉搏动最强处为进针点(图4-11) 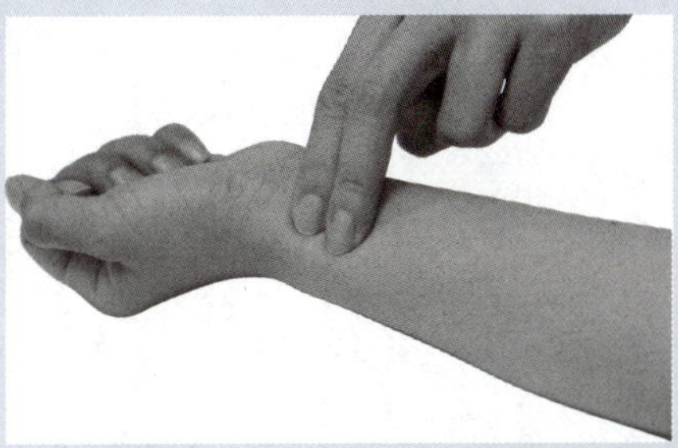 图4-11 触摸桡动脉搏动	我现在来为宝宝采取舒适体位,此部位为穿刺部位(好的)
消毒	取出采血针、针帽备用。以穿刺点为中心消毒穿刺部位,消毒范围直径≥8 cm(图4-12A),消毒操作者左手示指及中指(或戴无菌手套)(图4-12B) 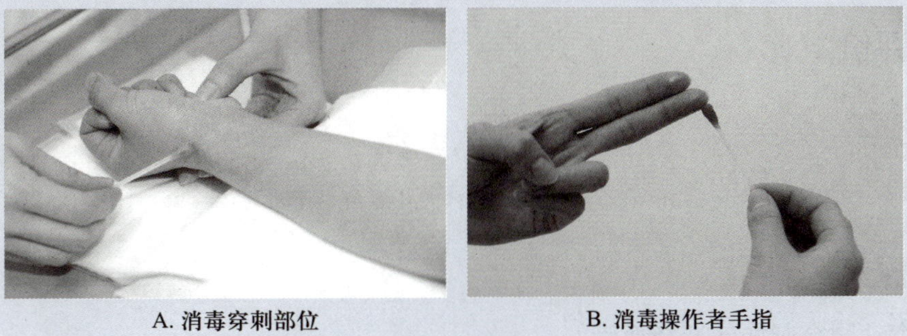 A. 消毒穿刺部位　　B. 消毒操作者手指 图4-12 消毒	现在我来给宝宝消毒皮肤,请问您的宝宝叫什么名字?(我的宝宝叫×××)

续表

操作流程	操作步骤	沟通与说明
穿刺	取动脉采血针,针尖斜面向上,左手示指及中指扪及动脉搏动并固定,右手持针从左手示指及中指之间垂直进针(图4-13A)或沿动脉走向与皮肤呈45°进针(图4-13B)。针头刺入动脉,血液即可自行进入采血针内	我现在为宝宝进行穿刺,请您配合一下(好的)

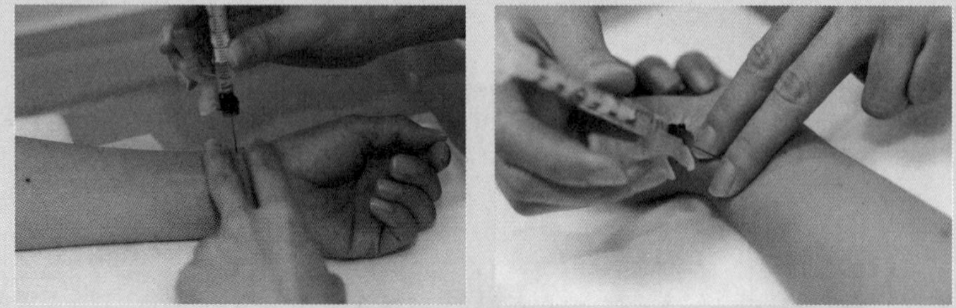

A. 垂直进针　　　　　B. 与皮肤呈45°进针

图 4-13　桡动脉采血法

操作流程	操作步骤	沟通与说明
拔针、按压	取得足够血量后,以干棉球按压穿刺点,迅速拔出针头,使用三指按压穿刺部位5分钟,直至无出血为止	好了,采血完成了,宝宝真乖!您注意保持宝宝的穿刺部位清洁干燥(好的)
标本处理	将针头刺入橡皮塞,两手搓动注射器针栓若干下,贴检验单条形码于采血管上,标本立即送检(图4-14) 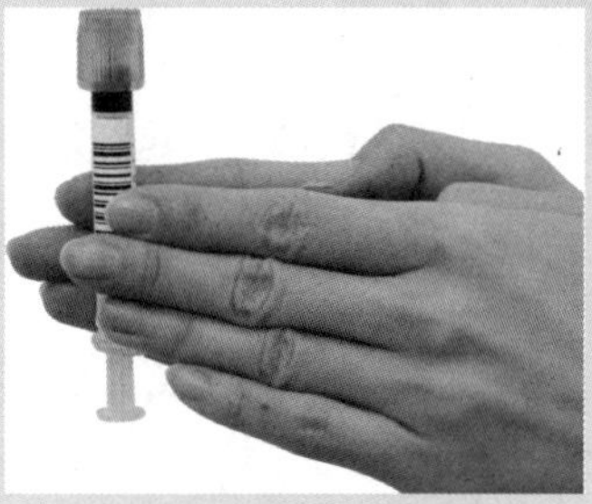	这是宝宝的血标本,我会立刻送到检验室进行检验(好的,谢谢)

图 4-14　搓动注射器

操作流程	操作步骤	沟通与说明
整理记录	协助患儿取舒适体位,整理床单位及用物。洗手,记录采血时间和部位	您好,我来帮宝宝取舒适体位,这样可以吗?(可以)还有什么需要帮助的吗?(没有了)谢谢您的配合

▶ 任务评价

桡动脉采血技术评价表

▶ 问题探究

1. 儿童动脉穿刺如何选择血管?

答:桡动脉为儿童首选动脉采血部位,若患儿桡动脉无法进行操作,可根据患儿的其他动脉情况,酌情进行选择。2020年11月,北京护理学会发布的《儿童动脉血气分析临床操作实践标准》中指出其余动脉的优先选择次序为肱动脉、头皮动脉(推荐选择颞浅动脉)、足背动脉、股动脉。桡动脉是儿童动脉穿刺的首选部位,原因是桡动脉的位置表浅,搏动较为明显,护理人员能够准确地完成动脉穿刺定位,因此该部位的穿刺成功率远高于其他动脉的穿刺成功率,且动脉穿刺相关并发症,包括血管损伤、神经损伤、血肿等在内的并发症发生率明显低于其他动脉穿刺并发症发生率。

2. 桡动脉采血时应注意哪些问题?

答:(1) 采血时,严密隔绝空气,一旦气泡进入血液标本内应立即排除,以免影响结果。

(2) 采血后立即送检,如不能立即送检,应放置于4℃冰箱内保存,但最长不能超过2小时。

(3) 氧疗患儿在采集动脉血标本后,应在检验申请单上注明吸氧浓度。

(4) 机械通气患儿应记录通气模式、氧浓度、呼吸频率、潮气量等参数。

(5) 凝血功能异常的患儿采血后应延长穿刺部位压迫时间,以防穿刺点出血。

▶ 问题测试

 桡动脉采血技术在线测试

▶ 职业精神

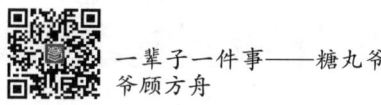 一辈子一件事——糖九爷爷顾方舟

任务四 头皮针静脉输液技术

头皮针静脉输液技术是利用大气压和液体静压形成的输液系统内压高于人体静脉压的原理,将一定量的无菌溶液或药液直接滴入静脉的治疗方法。目前临床的穿刺部位首选手臂部静脉,如手背静脉、上臂静脉等。如果以上静脉条件不好,则选择头部静脉,如额上静脉、颞浅静脉等。

▶ 目的

1. 补充水和电解质,维持酸碱平衡。
2. 补充营养,供给能量,促进组织修复,获得正氮平衡。
3. 输入液体,控制感染,治疗疾病。
4. 增加血容量,维持血压,改善微循环。

▶ 计划

1. **护士准备** 着装整洁,洗手,戴口罩。
2. **用物准备** 治疗盘用物一套、无菌棉签、弯盘、注射器、输液敷贴、一次性垫巾、砂轮、止血带、小夹板、绷带、输液器、头皮针、注射液、药液、治疗单、输液单、手消毒液(图4-15)。
3. **环境准备** 安全、安静、清洁。必要时屏风遮挡,请无关人员回避等。

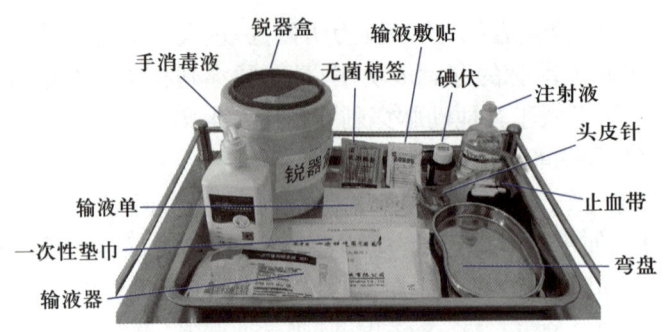

图 4-15 头皮针静脉输液技术用物准备

▶ 实施

 头皮针静脉输液技术操作视频

头皮针静脉输液技术实施见表 4-4。

表 4-4 头皮针静脉输液技术

操作流程	操作步骤	沟通与说明
评估	评估患儿用药史和过敏史；评估患儿穿刺部位皮肤有无红肿、硬结及瘢痕	您好，我是护士小×，请问您的宝宝以前都用过什么药，有无过敏现象？（用过×××，没有过敏现象）好的，我来看看宝宝的皮肤情况，宝宝皮肤无红肿、硬结及瘢痕，可以输液，您稍等，我去准备用物（好的）
准备药液	在治疗室检查并核对药液及输液器，消毒输液瓶口，按医嘱加入药物，连接输液器	
核对解释	(1) 携用物至床旁，再次核对患儿，向患儿及其家属解释静脉输液的目的及过程，取得配合 (2) 查对药液，无误后挂输液袋于输液架上，排尽空气，备好胶布（图 4-16）	您好，我是护士小×，请问您的宝宝叫什么名字？（我的宝宝叫×××）让我核对宝宝的腕带信息，根据宝宝的病情，需要静脉输液，来协助黄疸的消退，请您配合一下（好的）

图 4-16 排气

操作流程	操作步骤	沟通与说明
摆放体位、穿刺、固定	(1) 手臂部静脉穿刺 协助患儿取舒适卧位，选择静脉，肢体下垫治疗巾，螺旋形由内向外消毒皮肤，直径 >5 cm，待干。在穿刺点上方 6 cm 扎止血带。 再次排气及核对，嘱患儿握拳。取下护针帽，绷紧皮肤，针头与皮肤呈 15°~30° 角进针，见回血后再平行送入少许，固定针柄，三松（松止血带、松拳、打开调节器），待液体进入通畅，患儿无不适，用胶布固定（一横、二交叉、三环绕），必要时用夹板固定肢体。取出垫巾和止血带（图 4-17） 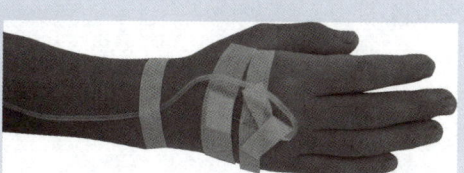 图 4-17 胶布及夹板固定	宝宝，阿姨现在给你消毒皮肤，有点凉，一会儿就好了 宝宝，我们握上小小的拳头，好吗？我会轻轻地给你输液。好了，宝宝配合得真好，真勇敢！我们现在用这个小盒子放到手下面好不好？不错不错，我们已经完成了，你真是勇敢的好孩子（谢谢）
	(2) 头部静脉穿刺 患儿取仰卧位，助手固定患儿肢体和头部，操作者立于或坐于患儿头端，选择血管静脉，根据情况剃去穿刺部位头发，擦净备皮区皮肤，清晰暴露血管，常规消毒，再次核对（图 4-18）操作者左手拇指、示指分别绷紧血管两端皮肤，右手持针柄，在距离静脉最清晰点后移约 0.3 cm 处，将针头与皮肤呈 15°~20° 角刺入皮肤，沿血管缓缓进针（图 4-19）。见回血固定针头，打开调节器，点滴通畅后用输液敷贴固定（图 4-20）	您好，我现在来给宝宝输液，需要我的助手来帮助我固定宝宝的头，我会轻轻地进行穿刺，尽量减轻宝宝的痛苦，您放心吧（好的）

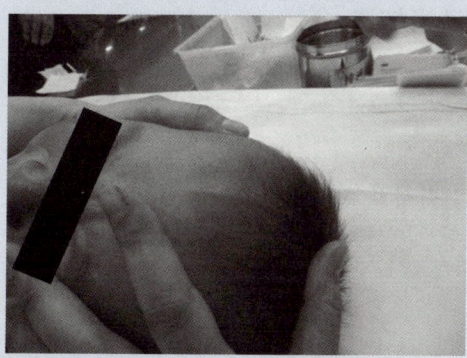
图 4-18 固定头部

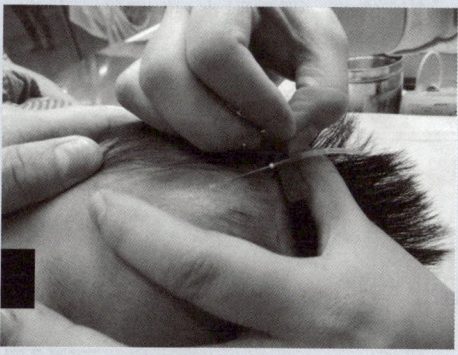
图 4-19 穿刺

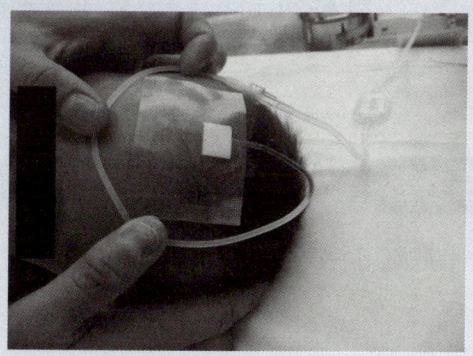
图 4-20 胶布固定针头

续表

操作流程	操作步骤	沟通与说明
调节滴数	根据患儿病情、年龄、药物性质调节输液速度。再次核对,告知家长输液过程中的注意事项	我已经为宝宝调好滴速了,请您在输液过程中不要随意调节调节器,请您经常观察一下穿刺部位,如果有隆起或回血,请及时通知我,我会尽快来处理的(好的)
整理记录	协助患儿取舒适体位,整理床单位,在输液卡上记录输液时间、签全名	我来帮宝宝取舒适体位,这样可以吗?(可以)还有什么需要帮助的吗?(没有了,谢谢)谢谢您的配合,您和宝宝好好休息,有事按呼叫器(好的)
拔针	输液完毕,轻轻撕开胶布,关闭调节器,按住输液贴,迅速拔针,按压穿刺点至不出血。整理床单位,清理用物,洗手	您好,请不要揉搓穿刺部位,好好休息吧(好的)

▶ 任务评价

头皮针静脉输液技术评价表

▶ 问题探究

1. 静脉输液如何选择血管?

答:选择粗直、弹性好、不易滑动的静脉。如需长期静脉给药者,应由远心端到近心端进行穿刺。

2. 如何调节输液滴数?

答:儿童一般情况下调节为 20~40 滴/分;对体弱、心肺肾功能不良者,婴幼儿或输入刺激性较强的药物时,速度宜慢;严重脱水、血容量不足时,速度适当加快。

▶ 问题测试

头皮针静脉输液技术在线测试

▶ 职业精神

匠心铸就梦想,技能改变人生

任务五 外周静脉短导管留置技术

外周静脉短导管留置技术是使用一次性外周静脉留置针,开放外周浅静脉,建立有效的血管通路。

▶ 目的

保持静脉通路畅通,便于抢救和给药;减少静脉穿刺次数,从而减轻患儿痛苦,并利于保护血管。

▶ 计划

1. **护士准备** 评估静脉治疗方案,包括所用药物的理化性质和治疗时长;患儿是否有止痛药物、敷贴材料、消毒液过敏史;患儿皮肤情况、之前静脉穿刺部位、输液相关并发症情况及合作程度。着装整洁,修剪指甲,洗手,戴口罩。

2. **用物准备** 治疗盘或弯盘,型号合适的外周静脉短导管(根据患儿年龄、静脉局部条件、输液目的、种类、治疗时间、患儿的活动需要等进行选择)、输液敷贴、碘伏、止血带、一次性垫巾、输液器、留置针、0.9% 氯化钠注射液、肝素帽或无针接头、手消毒液(图 4–21)。

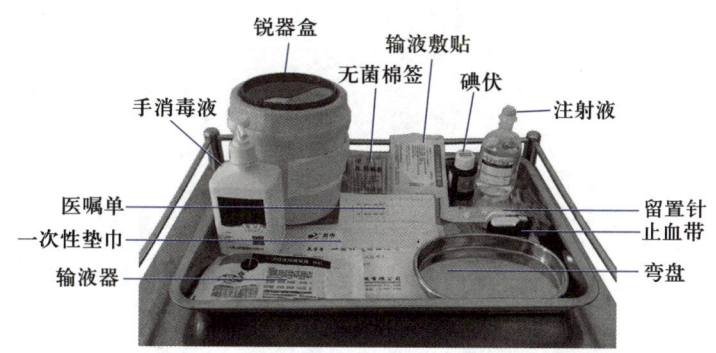

图 4–21 外周静脉短导管留置技术用物准备

3. **患儿准备** 选择头部静脉时应剃去穿刺部位的头发,洗净并擦干穿刺部位;协助患儿排尿,为小婴儿更换尿布。

4. **环境准备** 室内清洁、宽敞,光线明亮;必要时屏风遮挡。

▶ 实施

 外周静脉短导管留置技术操作视频

外周静脉短导管留置技术实施见表 4–5。

表 4–5 外周静脉短导管留置技术

操作流程	操作步骤	沟通与说明
准备药液	按医嘱准备液体及药物,核对并检查药液及输液器,消毒输液瓶口,连接输液器	
核对解释	携用物至患儿床旁,核对,向患儿及其家长解释外周静脉短导管置管的过程、风险及优势。扎止血带,选择静脉。再次核对药液,无误后将输液瓶挂于输液架上,排尽空气,备好胶布	您好,我是护士小×,请问您的宝宝叫什么名字?(我的宝宝叫×××)让我核对宝宝的腕带信息。为了避免反复穿刺,减少宝宝的痛苦,今天我给宝宝进行静脉留置,您看可以吗?(可以)
检查留置针	检查外周静脉短导管、肝素帽或无针接头、无菌透明敷料的外包装,取出留置针,旋转松动外周静脉短导管外套管,松开调节器,排尽留置针内气体	您看这是留置针,这个套管针外面是软材料的,我们将其留置在宝宝血管中,将钢针抽出,就避免了在宝宝活动时出现脱针,由此保护了宝宝的血管

续表

操作流程	操作步骤	沟通与说明
消毒	选择适合患儿的皮肤消毒液对穿刺处进行消毒,以穿刺点为中心,由内向外螺旋式不间断消毒,面积大于贴膜面积,不小于 8 cm×8 cm(图 4-22),充分待干,再次核对 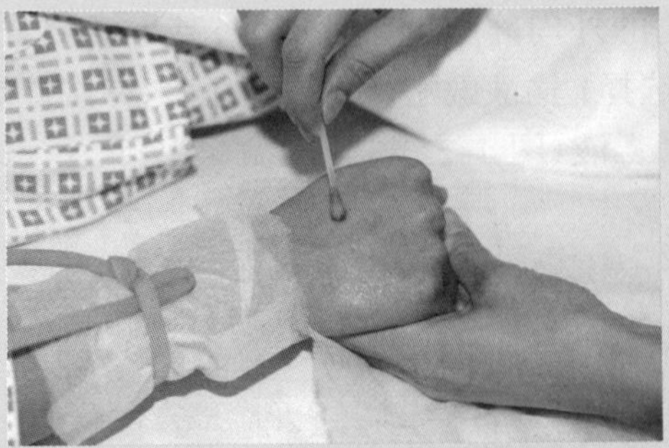	现在我来给宝宝消毒皮肤,请问您的宝宝叫什么名字?(我的宝宝叫×××)

图 4-22 消毒穿刺部位

操作流程	操作步骤	沟通与说明
穿刺	取出留置针,旋转松动外周静脉短导管外套管,正确持针,以 15°~30° 角行静脉穿刺,进针速度宜慢,见回血后降低角度(5°~15° 角)再沿血管进针 0.2 cm(图 4-23A),确保套管尖端进入血管,将外套管全部送入血管(图 4-23B),松止血带 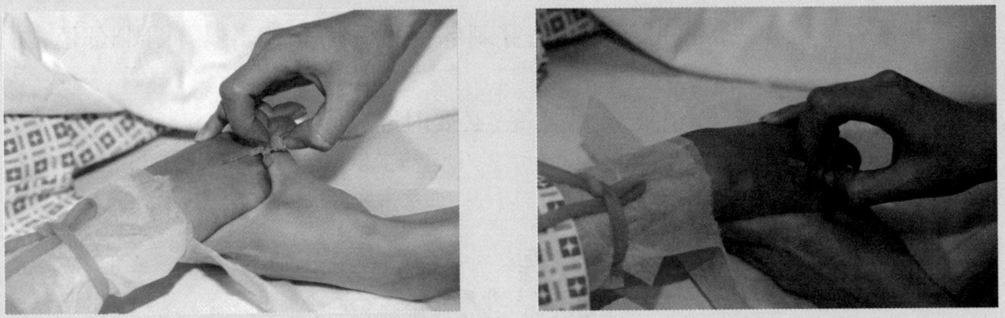	我现在为宝宝进行穿刺,请您配合一下(好的)

A. 进针　　　　　　　　　　B. 送外套管入血管

图 4-23 穿刺

操作流程	操作步骤	沟通与说明
固定	(1) 用输液敷贴,采取"无张力粘贴法",以穿刺点为中心覆盖整个导管(图 4-24) (2) 以左手中指按压套管尖端血管,示指固定针座,右手抽出针芯,置于针头收集盒内,连接肝素帽或无针接头(图 4-25) 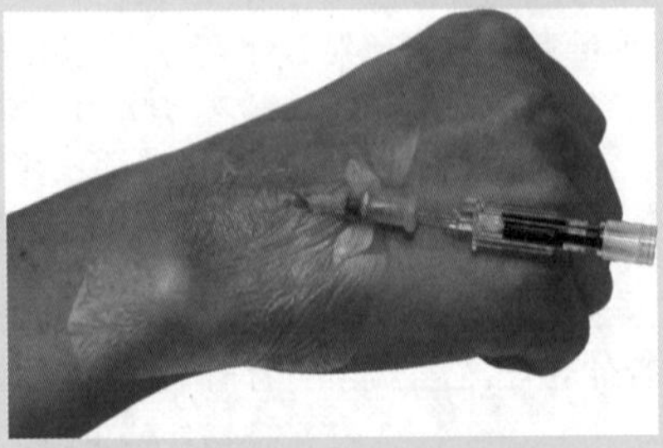 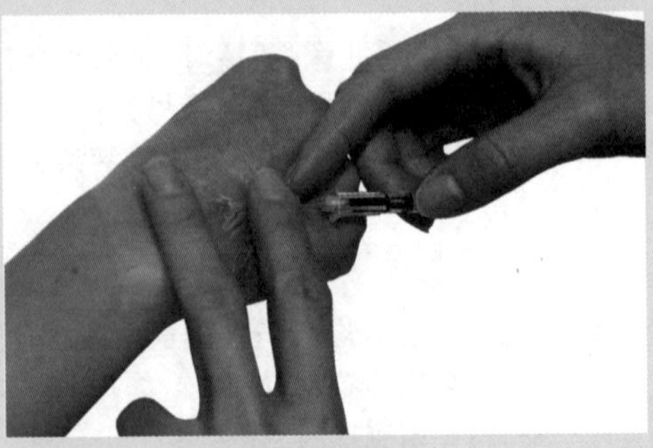	好了,穿刺成功!我现在做好固定,您注意保持宝宝穿刺部位清洁干燥,不要牵拉输液管,以免脱针(好的)

图 4-24 敷料固定留置针　　　　　　图 4-25 V 形手法

续表

操作流程	操作步骤	沟通与说明
调节滴速	在标签纸上注明穿刺日期、时间,贴在输液敷贴上(图4-26)。消毒肝素帽或无针接头,连接输液器,调节滴速 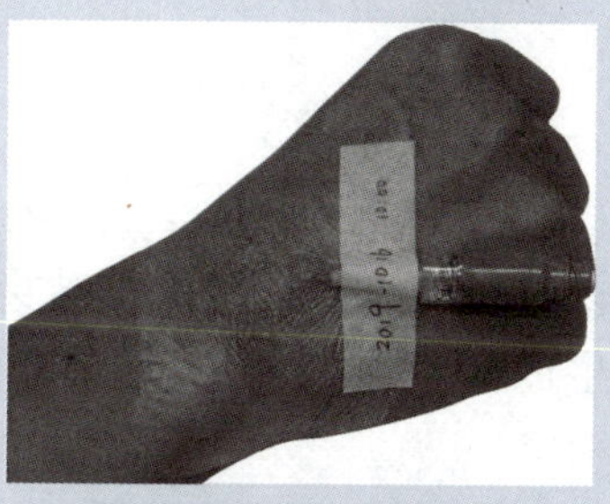 图4-26 粘贴标签纸	我在标签纸上注明了穿刺日期和时间,请不要揭掉标签纸(好的)
冲管	用注射器推注,采用脉冲式的冲洗方法,使生理盐水在导管内形成小漩涡,有利于把导管内残留药物冲洗干净(图4-27)。有两种不同的冲洗方法(图4-28) 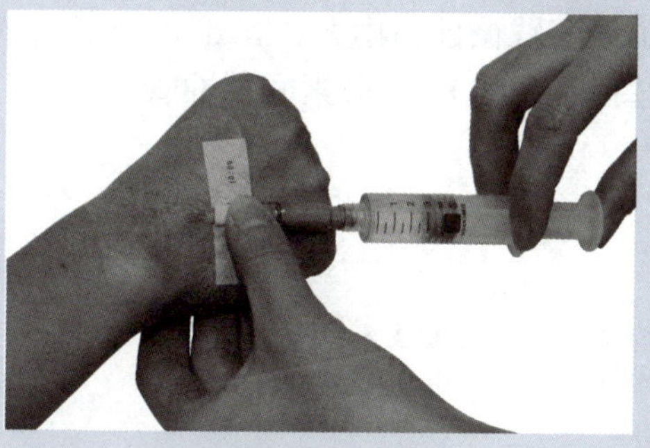 图4-27 冲管 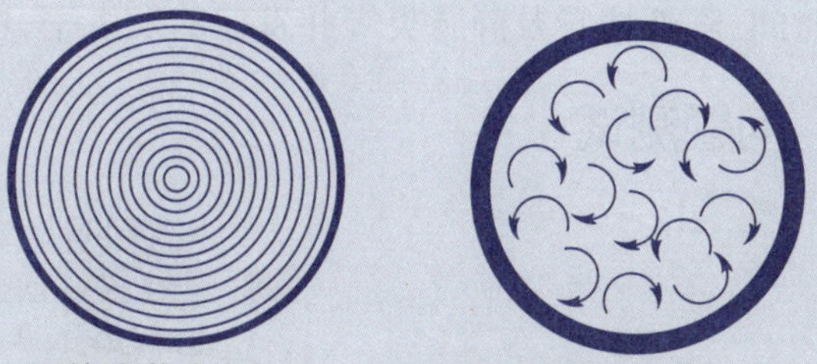　　　　A.不间断的冲洗方法　　B.推一下停一下的冲洗方法 图4-28 不同的冲洗方法	您好,我现在为宝宝进行冲管,冲管的目的是防止发生凝固,以保持输液通畅
封管	采用正压封管,如果是肝素帽,将针头斜面留在肝素帽内少许,推注封管液剩0.5~1 ml时,一边推封管液一边拔注射器(推注速度大于拔针速度),确保留置管内全是封管液,而不是药液或血液	您好,我现在为宝宝封管,封管的目的是防止血液回流而出现输液管内血液发生凝固,保证下次输液顺利进行(谢谢)
再次输液	常规消毒肝素帽胶塞,松开留置针延长管,抽吸回血,并用生理盐水5~10 ml冲管,确认通畅后,将输液针头连接肝素帽,打开调节器,调节滴速	您好,我是护士小×,请问您的宝宝叫什么名字?(我的宝宝叫×××)让我核对宝宝的腕带信息。我们又开始输液了,请您配合(好的)
拔针	输液完毕,关闭调节器,去除胶布与贴膜,拔出留置针,局部按压至不出血为止。告知患儿或其家长穿刺点24小时勿触水	您好,我是护士小×,请问您的宝宝叫什么名字?(我的宝宝叫×××)。宝宝今天输完液了,今天出院,我帮您把宝宝的留置针拔掉。请您注意观察穿刺部位,如果有出血,请及时通知我,我会尽快来处理的,24小时内不能沾水(好的)
整理记录	协助患儿取舒适体位,整理床单位,洗手,记录	您好,我来帮宝宝取舒适体位,这样可以吗?(可以)还有什么需要帮助的吗?(没有了,谢谢) 谢谢您的配合,祝宝宝健康成长,祝您和宝宝生活愉快

任务评价

外周静脉短导管留置技术评价表

问题探究

1. 如何选择静脉？

答：选择粗直、易见、弹性好、不易滑动的静脉，穿刺部位避开之前静脉穿刺部位、静脉分支、关节部位、触诊疼痛部位、有开放性伤口、瘢痕增生、曾发生过静脉炎或静脉外渗的部位。

2. 封管液的种类有哪些？

答：(1) 0.9% 氯化钠注射液：常用于外周静脉短导管封管，停止输液后，每隔 8 小时封管一次。

(2) 稀释的肝素液：可持续抗凝 12 小时以上。

3. 稀释肝素液配置的浓度为多少？

答：2021 年 2 月，中华医学会儿科学分会护理学组（筹）与复旦大学附属儿科医院临床指南制作和评价中心联合发布的国内首部《儿童静脉输液治疗临床实践循证指南》中指出，为延长外周静脉留置针使用时间、降低堵管及静脉炎等并发症的发生率，可选择 0.5~10 U/ml 肝素间歇冲管。

问题测试

外周静脉短导管留置技术在线测试

职业精神

国士无双，医者仁心

模块五

新生儿相关护理技术

— ▶▶▶ 模块导航

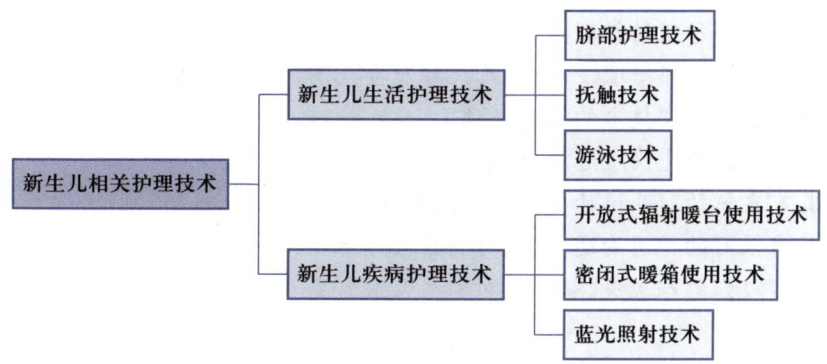

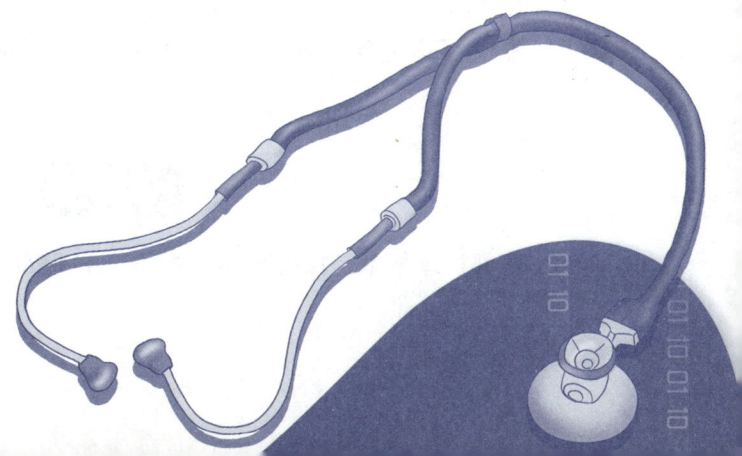

项目一
新生儿生活护理技术

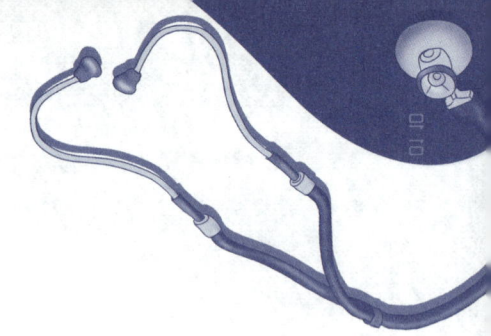

学习目标

知识目标：1. 熟记脐部护理的评估要点、注意事项。
    2. 熟记婴儿抚触技术及婴儿游泳技术的目的、注意事项。
    3. 熟记脐部护理的护理措施。
技能目标：1. 熟练掌握脐部护理技术、婴儿抚触及婴儿游泳技术的操作步骤。
    2. 掌握脐部护理技术的注意事项。
素养目标：1. 具有良好的礼仪规范，行为举止符合礼仪要求。
    2. 具有良好的职业道德，谨言慎行，忠于职守。
    3. 具有很好的护患沟通能力，与新生儿家长沟通融洽。
    4. 具有较强的人文关怀理念，对新生儿关怀备至。

临床案例

新生儿，男，生后 36 小时。系 G_1P_1，孕 38^{+2} 周，顺产出生，出生体重 3 200 g。无胎膜早破及宫内窒息史。无窒息抢救史，Apgar 评分 9 分，生后 2 小时开奶，人工喂养，吃奶尚可，大小便已排，已接种乙肝疫苗、卡介苗。

体格检查：足月儿貌，神清、精神反应可，前囟平软，张力不大、无隆起，面色红润。颈软，双侧瞳孔等圆等大，对光反射灵敏，呼吸平稳，双肺呼吸音清，心音有力，心率 136 次／分，心律齐。腹平软，肠鸣音存在，脐结扎，无出血。四肢活动可，无畸形，肌张力正常，末梢循环好。生理反应存在，病理反射未引出。

案例分析

1. 为了预防新生儿脐炎，需进行日常脐部护理。
2. 为了增进婴儿的生理成长和神经系统反应，需为婴儿进行游泳及抚触被动按摩。

任务一　脐部护理技术

脐部护理技术是保持脐部清洁、干燥的脐部清洁方法。

▸ 目的

保持脐部清洁,预防新生儿脐炎的发生。

▸ 计划

1. **护士准备** 着装整洁,洗手,戴口罩。
2. **用物准备** 75%乙醇溶液、无菌棉签、弯盘,必要时准备3%过氧化氢溶液(图5-1)。

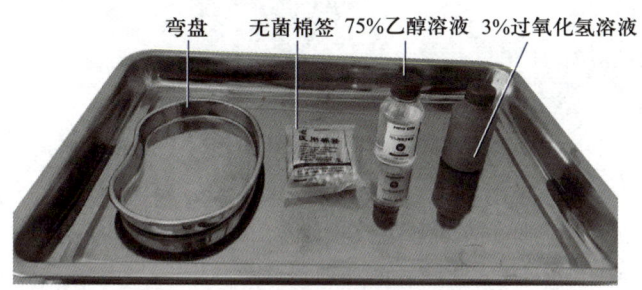

图5-1 脐部护理用物准备

3. **环境准备** 室温在24~27℃,湿度在50%~70%。

▸ 实施

脐部护理技术操作视频

脐部护理技术实施见表5-1。

表5-1 脐部护理技术

操作流程	操作步骤	沟通与说明
核对解释	携治疗卡至新生儿床旁,辨识新生儿,向新生儿家长解释脐部护理的目的及过程,取得新生儿家长配合	您好,我是护士小×,请问您的宝宝叫什么名字?(我的宝宝叫×××)让我核对宝宝的腕带信息。为了避免发生新生儿脐炎,今天需要给宝宝做一下脐部护理,我先去准备用物(好的)
操作前准备	操作前按七步洗手法洗手,戴口罩;操作前评估新生儿的脐带有无红肿、渗液、渗血、异常气味	您好,请再次告诉我宝宝的床号、姓名。(××床,×××)我来看一下手腕带。现在我来帮宝宝检查一下脐带的局部情况。(可以)请您不要担心,我会对宝宝动作轻柔
脐部消毒	打开襁褓,暴露脐部,用1~2根75%乙醇溶液棉签消毒脐带残端,环形消毒脐带根部。脐部有脓性分泌物者,可用3%过氧化氢溶液清洗(图5-2) 有脐周红肿的新生儿,用75%乙醇溶液消毒后,可覆盖75%乙醇溶液或碘伏纱布	我来帮宝宝消毒脐部皮肤,宝宝真乖

续表

操作流程	操作步骤	沟通与说明
脐部消毒	图5-2 清洗分泌物	
整理衣物	握住并提起新生儿双脚,使臀部略抬高。将清洁纸尿裤的一端垫于腰骶部,放下双脚,由两腿间拉出纸尿裤另一端并覆盖于下腹部。裹好纸尿裤整理包被	您好,已经给宝宝处理好了,我来帮宝宝整理好衣被
操作后核对	操作后再次查对新生儿的床号、姓名及腕带信息	请您再次告诉我宝宝的床号、姓名(××床,×××)我来看一下手腕带,没有问题。如果您发现宝宝脐部有渗液、渗血等情况请随时呼叫我,我会及时帮您解决的(谢谢)
用物处置、记录	分类处理用物,洗手并记录	

▶ 任务评价

脐部护理技术评价表

▶ 问题探究

1. 新生儿脐部护理的注意事项有哪些?

答:(1) 脐带未脱落前,勿强行剥落,结扎线如有脱落应当重新结扎。

(2) 脐带应每日护理一次,直至脱落。一般情况不宜包裹,保持干燥,使其易于脱落。

(3) 新生儿使用尿布时,注意勿使其遮住脐部,以免大小便污染脐部。

2. 健康指导的主要内容有哪些?

答:(1) 指导新生儿家长正确的脐部消毒方法。

(2) 告知新生儿家长如果发现脐部有异味、脓性分泌物或渗血应及时就诊。

▶ 问题测试

脐部护理技术在线测试

职业精神

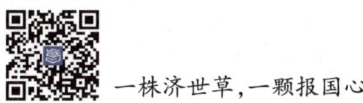
一株济世草,一颗报国心

任务二 抚触技术

抚触技术是通过触摸新生儿的皮肤和机体,来刺激新生儿感觉器官的发育,增进新生儿的生理成长和神经系统反应,并增加新生儿对外在环境认知的方法。

目的

1. 促进新生儿神经系统发育。
2. 促进新生儿血液循环,提高免疫力。
3. 增进食物的吸收和利用。
4. 增进父母与新生儿之间的感情交流,促进新生儿心理健康成长。

计划

1. **护士准备** 衣帽整洁,洗手,戴口罩。
2. **用物准备** 婴儿润肤油、毛巾、纸尿裤、隔尿垫以及换洗衣物(图5-3)。

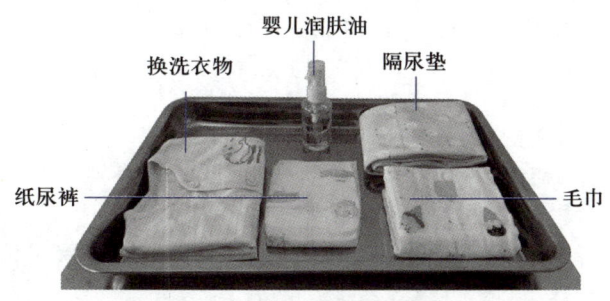

图5-3 婴儿抚触用物准备

3. **环境准备** 保持适宜的室温(26~28℃),确保舒适及15分钟内不受干扰;可放柔和的音乐作背景。

实施

婴儿抚触技术操作视频

抚触技术实施见表5-2。

表 5-2 婴儿抚触技术

操作流程	操作步骤	沟通与说明
核对解释	携治疗卡至新生儿床旁,辨识新生儿,向新生儿家长解释新生儿抚触的目的及过程,取得新生儿家长配合。评估身体皮肤有无破损、红肿、皮疹等情况	您好,我是护士小×,请问您的宝宝叫什么名字?(我的宝宝叫×××)我来核对一下宝宝的腕带信息。为了更好地促进宝宝血液循环及神经系统发育,我先检查一下宝宝的皮肤情况,皮肤完整无破损。再给宝宝测量一下体温,体温正常。我先准备一下用物(好的)
操作前准备	操作者修剪指甲、摘取手表等饰物,按七步洗手法洗手,戴口罩	我先帮宝宝涂抹一下润肤油(好的)
抚触操作	解开新生儿包被和衣物,去除尿布,铺隔尿垫。取适量润肤油,涂抹均匀,并预热双手 (1) 头部:① 用两手拇指从前额中央向两侧移动(沿眉骨)(图 5-4)。② 用两手拇指从下颌中央向外、向上移动(似微笑状)(图 5-5)。③ 两手掌面从前额发际向上、向后滑动,至后下发际,停止于两耳乳突(耳垂后处),轻轻按压 (2) 胸部:两手分别放在新生儿两侧肋下缘,向对侧肩部交叉推进(似 X 形),两手交替进行,注意避开乳头(图 5-6) (3) 腹部:① 右手从腹部的右下侧滑向右上腹(似 I 形)(图 5-7)。② 右手从腹部的右上侧水平滑向左上腹,再滑向左下腹(似倒 L 形)(图 5-8)。③ 最后从新生儿右下腹滑向右上腹,再水平滑向左上腹,再滑向左下腹(似倒 U 形),注意避开脐部 (4) 四肢:双手握住上肢近端(肩),边挤边滑向远端(手腕),并搓揉大肌肉群及关节;下肢与上肢相同(从大腿根部分段搓、揉、捏向足的方向)(图 5-9) (5) 手足:两手指指腹从手掌面依次推向指端,并提捏各手指指尖,活动关节(图 5-10)。足部与手相同	我们现在开始给宝宝身体各个部位做抚触,您可以跟我一起来学习一下操作手法,回家之后也可以为宝宝进行抚触,有利于母子情感的交流。抚触过程中注意跟宝宝目光、语言的交流,动作轻柔,然后逐渐加力,让宝宝慢慢适应

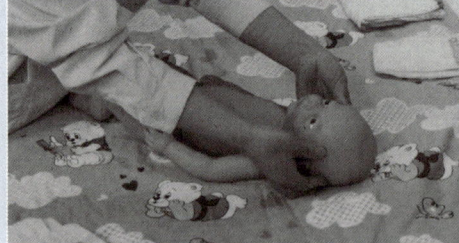

图 5-4 额头抚触

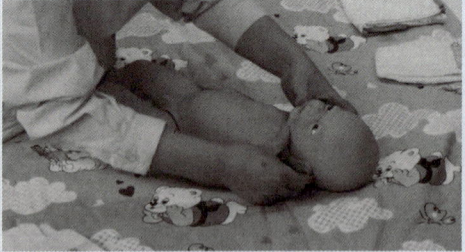

图 5-5 面部抚触

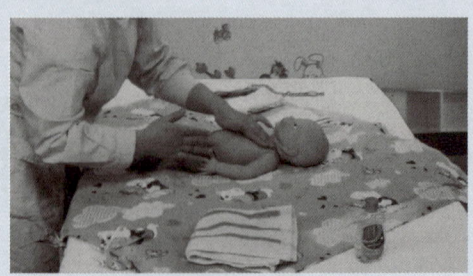

图 5-6 胸部抚触

续表

操作流程	操作步骤	沟通与说明
抚触操作	图5-7 腹部抚触倒I形　　图5-8 腹部抚触倒L形 图5-9 四肢抚触　　图5-10 手足抚触 (6) 背部：新生儿俯卧位。两手掌分别于脊柱两侧由中央向两侧滑动，一边按摩一边与新生儿说话，进行感情交流，避免受外界打扰(图5-11) 图5-11 背部抚触	
操作后核对	为新生儿包好尿布、穿衣，再次查对新生儿的床号、姓名及腕带信息	请您再次告诉我宝宝的姓名，(我的宝宝叫×××)我来看一下手腕带，没有问题。我来帮宝宝更换尿布，穿好衣服
用物处置、记录	分类处理用物，洗手并记录	

▶ **任务评价**

婴儿抚触技术评价表

▶ 问题探究

请叙述新生儿抚触注意事项(至少回答4项)。

答案:(1) 注意保暖,房间温度调节至26~28℃,可放柔和的音乐作背景。

(2) 手法从轻开始,慢慢增加力度,以宝宝舒服合作为宜。

(3) 按摩时间从5分钟开始,逐渐延长到15~20分钟,每天1~2次。

(4) 选择适当的时间,避开新生儿感觉疲劳、饥渴或烦躁时;最好是在新生儿洗澡后或穿衣过程中进行。

(5) 按摩前须温暖双手;抱新生儿时注意防止抹有婴儿润肤液的手部光滑而使新生儿滑脱,造成意外。

(6) 新生儿不明原因发热、情绪反应激烈时不宜进行抚触,脐带未脱落时不做腹部抚触。抚触时出现哭闹、抽搐、肌张力增高应停止操作。

▶ 问题测试

婴儿抚触技术在线测试

▶ 职业精神

青春该有的模样——
"男"丁格尔

任务三 游 泳 技 术

游泳技术是指新生儿至2周岁内婴儿在专业护理人员或经过培训的婴儿父母的看护下,运用专业婴儿游泳器材进行的一项特定的阶段性婴幼儿水中早期健康保健活动,分为被动游泳操和自主游泳两部分。

▶ 目的

1. 刺激婴儿神经系统发育,促进新生儿视觉、听觉、触觉和平衡觉的综合信息传递。
2. 增强婴儿食欲和消化功能,促进新生儿生长发育。
3. 增强婴儿的循环和呼吸功能。
4. 增强婴儿骨骼、肌肉的灵活性和柔韧性。

▶ 计划

1. **护士准备**　着装整洁,洗手,戴口罩。
2. **用物准备**

(1) 游泳圈:将游泳圈充好气,并检查有无破损和漏气,特别避免充气的游泳圈接触尖锐物品。依据婴儿颈围选用合适的游泳圈型号:小号直径<20 cm,中号21~23 cm,大号24~26 cm,加大号27~29 cm,特大号30~33 cm。

(2) 其他用物:游泳池(水温38℃)、水温计、水中玩具、大浴巾、婴儿洗浴用品、纸尿裤、换洗衣物

(图 5-12)。

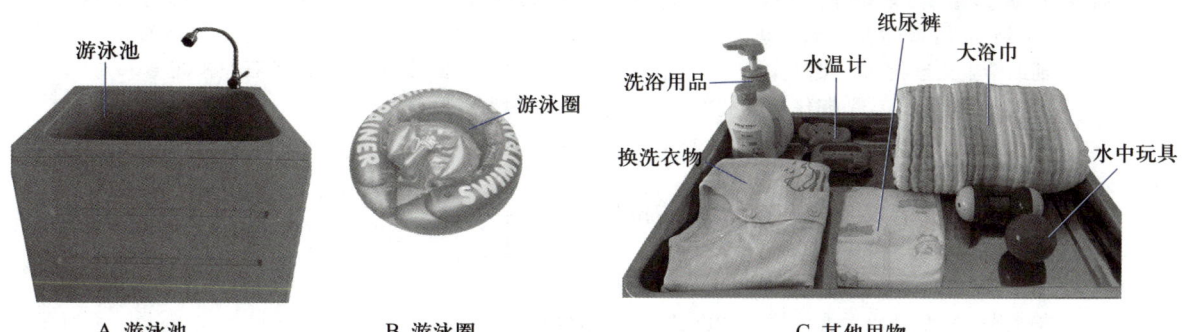

图 5-12 婴儿游泳用物准备

3. **环境准备** 室温在 24~27℃,湿度在 50%~70%。

▶ 实施

 游泳技术操作视频

游泳技术实施见表 5-3。

表 5-3 游 泳 技 术

操作流程	操作步骤	沟通与说明
核对解释	(1) 核对新生儿信息,向家长解释操作的目的与方法,以取得家长的理解配合,评估颈围、测量体温和体重并记录 (2) 检查脐带情况,未脱者,使用脐带保护贴	您好,我是护士小×,请问您的宝宝叫什么名字?(我的宝宝叫×××)让我看一下手腕带信息。今天我们来带宝宝去游泳,游泳过程中通过配合手法进行被动操练习,对宝宝的身体发育有利。我来给宝宝测量体温和体重,检查一下宝宝皮肤和脐带情况,请您配合我可以吗(可以)
操作前准备	从新生儿颈前部套入新生儿游泳圈,检查新生儿下颌部是否垫托在预设位置,下颌置于颌槽内,扣紧安全扣和安全带。一手扶着新生儿头颈背部,另一手托住新生儿臀部,将新生儿缓慢放入水中(图 5-13) 图 5-13 缓慢放入水中	您好,游泳的用品已经准备齐全,我来帮宝宝脱去衣服,戴好游泳圈就下水开始游泳训练了,请您不要紧张,我会动作轻柔的

模块五 新生儿相关护理技术

续表

操作流程	操作步骤	沟通与说明
被动操步骤	(1) 被动操：新生儿游泳时间为15分钟左右，工作人员辅助新生儿进行水中被动操 肩关节：操作者双手握住新生儿的上臂，按节拍前后摆动上臂，小角度地做圆周和外展、内收运动（约30°角，注意不要牵拉） 肘关节：操作者双手握住新生儿前臂，按节拍进行肘关节屈、伸（大于90°角）运动，操作者双手拇指放于肘窝中部，其余四指包绕肘关节，进行轻柔按摩 腕关节：操作者双手握住婴儿的腕关节，拇指放在新生儿手掌根部（大小鱼际肌处），示指及中指放在手背腕关节处，使其腕关节有节拍地屈、伸（50°~60°角）。然后，操作者双手拇指与其他四指前后握住上臂、前臂，上下左右进行轻按摩 髋关节：操作者双手握住新生儿大腿，按节拍上下摆动大腿约40°角，之后做外展、内收运动，约40°角 膝关节：操作者双手握住新生儿小腿，有节拍地使膝关节屈、伸（70°~90°角） 踝关节：操作者示指及中指放在新生儿足跟部前后，拇指放在对侧，使其踝关节有节拍地屈、伸（约40°角），操作者双手拇指与其他四指前后握住大腿、小腿，上下左右进行轻柔按摩 (2) 放松运动：操作者双手在水里摆动，让水产生波浪，婴儿在监护人的保护下自由活动	游泳期间我们可以播放舒缓的音乐，以安抚宝宝的情绪，游泳过程中一定专人看护，以防出现意外
整理记录	游泳结束，双手抱住新生儿躯干，在抚触台上取下泳圈；擦干水迹，脐部消毒，穿衣服，注意保暖；清理用物，洗手，记录	好了，宝宝刚刚游泳结束，要注意保暖，最好在15~20分钟后给宝宝进行喂食，以缓解婴儿疲劳。（好的）您还有什么需要帮助的吗？（没有了，谢谢）谢谢您的配合，您和宝宝好好休息

▶ **任务评价**

 婴儿游泳技术评价表

▶ **问题探究**

1. 在新生儿游泳时应注意哪些问题？

答：(1) 新生儿游泳时，必须有专人全程监护。

(2) 出生10天内的新生儿脐部须贴防水护脐贴，游泳完毕后要将新生儿防水护脐贴取下，脐部消毒，并用护脐带包扎。

(3) 新生儿游泳圈使用前必须进行安全检测，如泳圈的型号是否合适、保险按扣是否扣好、泳圈漏气否等。

(4) 每次游泳完毕，最好在15~20分钟后进行喂食，以缓解新生儿疲劳。

2. 护士应如何对家长进行新生儿游泳相关的健康宣教？

答：(1) 告知家长游泳必须在新生儿清醒状态下进行，避免在睡眠状态时将其放入水中；避免在吃奶

后立即游泳。

(2) 告知家长如脐带未脱落,应使用防水护脐贴。

(3) 告知家长游泳时应有专人看护,注意保暖,泳圈大小合适。

▶ 问题测试

 游泳技术在线测试

▶ 职业精神

 平凡微光里的医者仁心

项目二
新生儿相关疾病护理技术

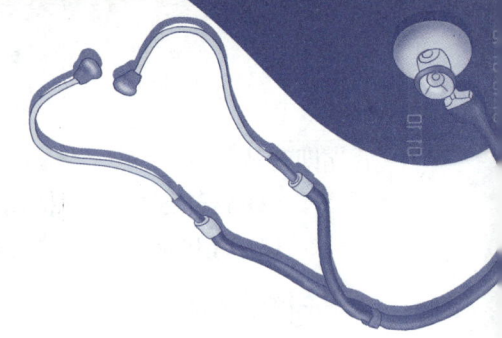

学习目标

知识目标：1. 熟记新生儿相关疾病护理技术的应用指征。
　　　　　　2. 熟记新生儿相关疾病护理技术的操作流程。
　　　　　　3. 熟记新生儿相关疾病护理技术的目的、注意事项。
技能目标：1. 能够在指导下进行新生儿相关疾病护理技术。
　　　　　　2. 能为新生儿家长进行健康指导。
素养目标：1. 具有良好的礼仪规范，行为举止符合礼仪要求。
　　　　　　2. 具有良好的职业道德，谨言慎行，忠于职守。
　　　　　　3. 具有很好的护患沟通能力，与患儿及其家长沟通融洽。
　　　　　　4. 具有较强的人文关怀理念，对患儿关怀备至。
　　　　　　5. 热爱护理工作，践行社会主义核心价值观。

临床案例

患儿，男，出生 21 小时，因易激惹 16 小时，惊厥 2 次入院。产前发现胎心率减慢，母亲吸氧后未改善，且有羊水粪染，而急行剖宫产。出生后 1 分钟 Apgar 评分 2 分，经复苏抢救后，患儿生命体征逐渐平稳。3 天后发现患儿皮肤、巩膜发黄，并逐渐加重。

体格检查：体温 35℃，呼吸 45 次 / 分，心率 135 次 / 分。患儿神志清楚，精神反应可，呼吸平稳，全身皮肤、巩膜中度黄染，前囟平坦，张力不高。颈软，双侧瞳孔等圆等大，对光反射存在，口周无发绀，四肢肌力、肌张力正常。

辅助检查：总胆红素 259 μmol/L（15.2 mg/dl），直接胆红素 216 μmol/L（1.2 mg/dl）；血常规示白细胞 20×10^9/L，血红蛋白 201 g/L，血小板 196×10^9/L。

案例分析

1. 为了便于观察患儿的病情和及时抢救，需要予以开放式辐射暖台。
2. 患儿体温 35℃，需要予以密闭式暖箱复温。
3. 为了降低血液中的胆红素浓度水平，防范高胆红素血症引发的胆红素脑病出现，需对患儿进行蓝光照射技术治疗。

任务一　开放式辐射暖台使用技术

开放式辐射暖台是通过远红外线产热的一种仪器,主要用于分娩后新生儿的护理和新生儿危重症的抢救。

▶ 目的

1. 快速复温和保暖。
2. 便于危重患儿观察、操作、护理及抢救。

▶ 计划

1. **护士准备**　着装整洁,洗手,戴口罩。
2. **患儿准备**　患儿全身裸露,仅着纸尿裤,修剪指甲。
3. **用物准备**　开放式的辐射暖台(图5-14)、床单、胶布。
4. **环境准备**　符合新生儿病房住院要求、避免阳光直射、远离热源及对流风。

▶ 实施

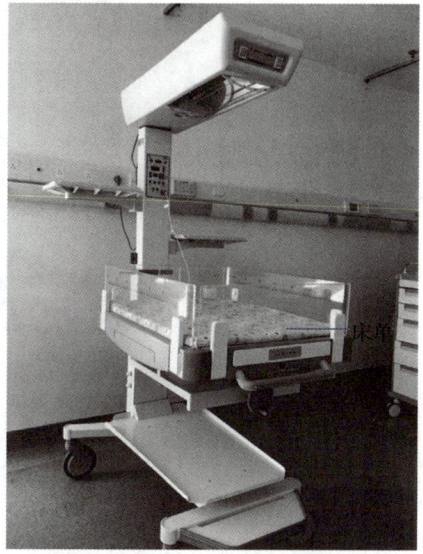

图5-14　开放式辐射暖台

　开放式辐射暖台使用技术操作视频

开放式辐射暖台使用技术实施见表5-4。

表5-4　开放式辐射暖台使用技术

操作流程	操作步骤	沟通与说明
用物准备		开放式的辐射暖台、床单、胶布
核对解释	携用物至患儿床旁,辨识患儿,向患儿家长解释开放式辐射暖台使用的目的及过程,取得患儿家长配合	您好,我是护士小×,请问您的宝宝叫什么名字?(我的宝宝叫×××)让我看下宝宝的手腕带。为了便于宝宝的病情观察和治疗,遵医嘱宝宝需要被放在开放式辐射暖台,您放心,这个设备是安全的,我们会一直守护在宝宝的身边(好的)
入开放式辐射暖台	(1) 核对医嘱,核对患儿床号、姓名、住院号 (2) 开放式辐射暖台用消毒液擦拭消毒 (3) 检查辐射暖台是否处于备用状态,电源线有无漏电、松脱;各项显示均正常;选择合适的位置放置,并固定辐射暖台的脚轮,铺好床单 (4) 接通电源,打开辐射暖台电源开关,将辐射暖台预热 (5) 预热完成后,再次核对医嘱、患儿信息,将患儿着单衣或裸体置于开放式辐射暖台中央,放置合适体位(图5-15)。根据患儿病情需要选择合理的温控方式	您好,请您再告诉我一下宝宝的名字。(我的宝宝叫×××)我看一下他的手腕带。开放式辐射暖台已备好,预热已完成,现在我要带宝宝进开放式辐射暖台了

模块五　新生儿相关护理技术　81

续表

操作流程	操作步骤	沟通与说明
入开放式辐射暖台	图 5-15 患儿躺在辐射台上 (6) 固定好辐射抢救台四周的挡板,执行各项操作时,尽量不取下挡板。如遇有特殊操作需要取下挡板,操作完毕后需及时复位,确保挡板稳妥固定 (7) 严密观察患儿生命体征及病情变化,每 4 小时测量体温 1 次,并做好记录 (8) 保持辐射抢救台的清洁,需每日用清水擦拭辐射抢救台及周边,及时清除各种污渍,定期更换床单	您好,我们现在选的是肤温控制方式。宝宝腹部用胶布固定的是肤控探头,这个探头有正反面,金属面必须紧贴宝宝的皮肤,您放心,这个不会对宝宝有伤害,我们会一直守护在宝宝的身边 您好,宝宝现已经在开放式辐射暖台了,宝宝不会从里面摔下来,因为辐射暖台四周有挡板保护(好的)
出开放式辐射暖台	(1) 再次核对医嘱,核对患儿床号、姓名、住院号 (2) 将患儿物品移至准备好的床单位上,为患儿穿好单衣,包好包被,放入床单位,注意保暖,取舒适体位 (3) 切断辐射暖台电源	您好,请您再告诉我一下宝宝的名字,(我的宝宝叫×××)我看一下宝宝的手腕带。宝宝现在的生命体征已逐渐平稳了,遵医嘱宝宝从今天开始就不用使用开放式辐射暖台了,在使用辐射暖台过程中宝宝没有出现任何并发症。我给宝宝穿好单衣,包好棉包,这样的体位可以吗?(可以,谢谢)还有什么需要帮助的吗?(没有了,谢谢)谢谢您的配合
整理记录	(1) 整理用物,床垫、包被等采用臭氧消毒 30 分钟 (2) 开放式辐射暖台终末处理:使用消毒水、清水擦拭 (3) 检查开放式辐射暖台功能,如有异常及时报修 (4) 使开放式辐射暖台处于备用状态 (5) 洗手、记录	

▶ 任务评价

开放式辐射暖台使用技术评价表

▶ 问题探究

1. 不同出生体重的新生儿在使用开放式辐射暖台的肤温模式时如何设置辐射暖台的温度?
答:答案见表 5-5。

表 5-5　新生儿不同体重开放式辐射暖台的温度设置

出生体重 /kg	辐射暖台设置温度 /℃
~1.0	37.0
~1.5	36.8
~2.0	36.6
~2.5	36.4
>2.5	36.2

2. 在使用开放式辐射暖台时,如何预防患儿烫伤?

答:(1) 使用辐射暖台前,仔细检查辐射暖台的各项性能,确保辐射暖台能正常安全使用,及时发现及排除各项故障。

(2) 使用中选用床温控制方式时,确保床温探头放置于婴儿床面中央区,防止床温探头落入远红外辐射不能辐射的区域而引起加热管持续加热。

(3) 使用肤温控制方式时,正确区分探头正反面,金属面必须贴紧患儿皮肤,防止松脱。

▶ 问题测试

开放式辐射暖台使用技术
在线测试

▶ 职业精神

疫路有你——刘启慧

任务二　密闭式暖箱使用技术

密闭式暖箱(简称暖箱)是一种能为婴儿创造一个温度和湿度均适宜的仪器。

▶ 目的

1. 为新生儿提供一个适宜的温度与湿度的环境,以保持其体温的稳定,并促进新生儿的生长发育。
2. 提高早产儿的存活率。
3. 为新生儿提供保护性的隔离。
4. 为低温和寒冷损伤综合征患儿复温。

▶ 计划

1. **护士准备**　着装整洁,洗手,戴口罩。
2. **新生儿准备**　更换干净纸尿裤,穿着单衣服。
3. **环境准备**　室温 24~26 ℃,湿度 55%~65%,避开阳光直射及各种冷热风直吹。
4. **用物准备**　消毒后备用的密闭式暖箱(图 5-16)、温湿度表、无菌的纯化水、干净包被、手消毒液,必要时准备手足保护套、水垫等。

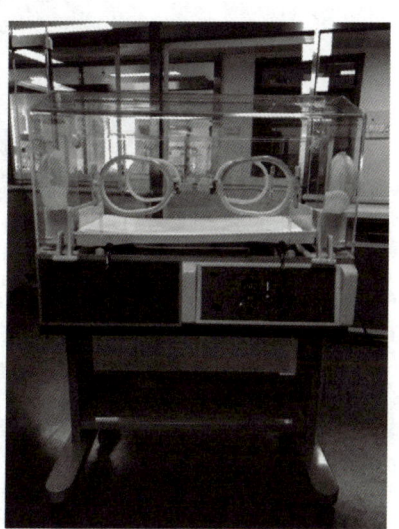

图 5-16　密闭式暖箱

实施

 密闭式暖箱使用技术操作视频

密闭式暖箱使用技术实施见表5-6。

表5-6 密闭式暖箱使用技术

操作流程	操作步骤	沟通与说明
核对解释	(1) 携用物至患儿床旁,辨识患儿,向患儿家长解释密闭式暖箱使用的目的及过程,取得患儿家长配合 (2) 核对医嘱,核对患儿床号、姓名、住院号	您好,我是护士小×,请问您的宝宝叫什么名字?(我的宝宝叫×××)让我看下宝宝的手腕带。您宝宝现在生命体征逐渐平稳,但体温只有35℃,遵医嘱您宝宝需要被放在密闭式暖箱里保暖和治疗,您放心,这个设备是安全的,里面适宜的温度与湿度有利于宝宝的生长发育
入密闭式暖箱	(1) 暖箱先用消毒液擦拭消毒。再次检查暖箱是否处于备用状态,电源线有无漏电、松脱;各项显示均正常;选择合适的位置放置,并锁定暖箱的脚轮 (2) 将无菌的纯化水加入暖箱水槽中至水位的指示线 (3) 铺好床单,接通电源,打开开关,暖箱预热 (4) 再次核医嘱、患儿信息。根据患儿的体重及日龄重新调节暖箱温度 (5) 将患儿着单衣或去除衣服,放入暖箱内(图5-17) 图5-17 患儿置于暖箱内 (6) 根据病情选择合适的体位,关好暖箱门	密闭式暖箱预热已完成,现在我要带宝宝进密闭式暖箱了(好的,谢谢) 您好,请您再告诉我一下宝宝的名字,(我的宝宝叫×××)我看一下他的手腕带 您好,宝宝已经入暖箱,里面温度已根据宝宝体重和日龄调好了,为了让宝宝更舒适,我给宝宝垫了一个小枕头。您放心,我们会一直守护在宝宝的身边(好的,谢谢)
密闭式暖箱内护理	(1) 密切观察患儿面色、呼吸、心率、体温变化,随体温变化调节暖箱温度,并做好记录 (2) 各项治疗、护理等操作尽量在暖箱内集中进行,动作要轻柔、熟练、准确。如需将患儿抱出暖箱做治疗操作及检查的,应注意保暖 (3) 预防交叉感染,需每日清洁暖箱,用清水擦拭暖箱内外,并更换水槽中纯化水。使用中的暖箱应每周更换并消毒1次	您好,宝宝现已经在暖箱里面了,各项治疗、护理等操作都需要在暖箱内集中进行,您放心,我们会一直守护在宝宝的身边

续表

操作流程	操作步骤	沟通与说明
出密闭式暖箱	(1) 核对医嘱,核对患儿床号、姓名、住院号 (2) 将患儿物品移至准备好的床单位上,为患儿穿好单衣,包好包被,放入床单位,注意保暖,取舒适体位 (3) 关闭暖箱开关,切断电源	您好,您宝宝在室温下已能够维持正常体温,各项生命体征已恢复了正常。宝宝在使用密闭式暖箱过程中没有出现并发症,遵医嘱,宝宝今天就可以从温箱里出来了。我给宝宝穿好单衣,包好包被,这样的体位可以吗?(可以,谢谢)还有什么需要帮助的吗?(没有了,谢谢)谢谢您的配合,您和宝宝好好休息,有事按呼叫器(好的)
整理记录	(1) 整理用物,床垫、棉包等采用臭氧消毒 30 分钟 (2) 密闭式暖箱终末处理:使用消毒水、清水擦拭 (3) 检查密闭式暖箱功能,如有异常及时报修 (4) 使密闭式暖箱处于备用状态 (5) 洗手、记录出箱时间及灯管使用时间	

▶ 任务评价

密闭式暖箱使用技术评价表

▶ 问题探究

1. 不同出生体重早产儿适中温度如何调节?
答:答案见表 5-7。

表 5-7 不同出生体重早产儿适中温度参照表

出生体重 /kg	35℃	34℃	33℃
1.0~1.5	出生 10 日	10 日后	3 周后
1.5~2.0	—	出生 10 日内	10 日后
2.0~2.5	—	出生 2 日内	2 日后
≥ 2.5	—	—	出生 2 日内

2. 简述新生儿入、出暖箱的条件。
答:(1) 入暖箱的条件:早产儿、体重 <2 000 g 者;体温不升或偏低者;需要保护性隔离者。
(2) 出暖箱条件:患儿体重增长达 2 000 g 以上,室温 22~24℃时能维持正常体温,一般情况良好者可给予出暖箱;患儿在暖箱中生活 1 个月以上,体重不到 2 000 g,但一般情况良好者,可遵医嘱灵活掌握。

▶ 问题测试

密闭式暖箱使用技术在线测试

职业精神

疫路有你——周小双

任务三 蓝光照射技术

蓝光照射技术是使用单面或双面蓝光对患儿进行照射,是治疗新生儿高胆红素血症的辅助治疗方法。

目的

降低血液中的未结合胆红素浓度水平,预防高胆红素血症引发的胆红素脑病。

计划

1. **护士准备** 着装整洁,洗手,戴口罩。
2. **用物准备** 单(双)面蓝光灯、遮光眼罩、纸尿裤、光疗记录卡(图5-18)。
3. **环境准备** 病室清洁,温湿度适宜。

实施

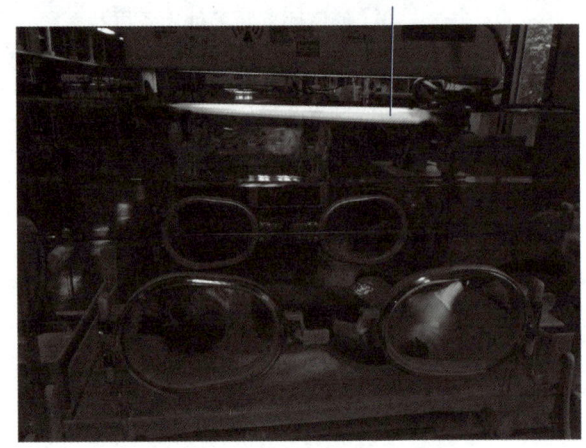

图5-18 蓝光照射用物准备

蓝光照射技术操作视频

蓝光照射技术实施见表5-8。

表5-8 蓝光照射技术

操作流程	操作步骤	沟通与说明
核对解释	携用物至患儿床旁,辨识患儿,向患儿家长解释蓝光照射的目的及过程,取得患儿家长配合 核对医嘱,核对患儿床号、姓名、住院号	您好,我是护士小×,请问您的宝宝叫什么名字?(我的宝宝叫×××)让我看下宝宝的手腕带。由于您宝宝现在总胆红素259 μmol/L(15.2 mg/dl),已高于正常,为了降低胆红素浓度,遵医嘱今天需要给宝宝进行蓝光照射治疗。我先看一下宝宝的皮肤情况,皮肤完整无破损,我去准备用物,您稍等(好的)

操作流程	操作步骤	沟通与说明
入蓝光治疗箱	(1) 蓝光治疗箱消毒液擦拭消毒；检查蓝光治疗箱各项指标是否正常；水槽内加入适量的灭菌注射用水 (2) 铺好床单。接通电源，打开开关，预热 (3) 再次核对医嘱，核对患儿床号、姓名、住院号 (4) 患儿清洁皮肤，剪短指甲，戴上手足保护套，双眼佩戴护眼罩；除会阴、肛门部用尿布遮盖外，其余均裸露，男婴注意保护阴囊（图5-19） 图5-19　患儿置于蓝光灯下 (5) 待预热完成后，将患儿抱入已预热好的光疗箱中间。关闭箱门，打开光疗仪开关 (6) 记录开始治疗时间：单面蓝光箱治疗中的患儿每2小时翻身更换1次体位，4小时测量体温1次 (7) 两餐喂奶之间适当按需喂服温水补充水分，每2~3小时更换1次纸尿裤。操作中记录大小便的颜色、量、性状、次数，观察有无脱水貌 (8) 严密观察患儿的精神反应、呼吸、四肢肌张力、皮肤的完整性以及黄疸的进展情况并做好记录 (9) 保持光疗仪内的清洁，及时清理箱内的污渍（汗渍、奶渍、呕吐物、大小便等）	您好，为了宝宝的蓝光照射安全，我需要对宝宝的皮肤进行清洁；剪短宝宝的指甲，以免抓伤自己；戴上手足保护套，以免宝宝烦躁时造成皮肤破损；给宝宝的双眼戴上黑色眼罩，您放心，这是安全的，以免损伤视网膜；会阴、肛门部会用尿布遮盖，这样可以保护阴部，防止蓝光影响生殖功能，其余均裸露（可以）您好，我们会每4小时测量体温1次，根据宝宝实际体温，微调箱内温度，保证患儿体温维持在正常范围内。如果宝宝体温超过38.5℃，我们会停止光疗，待体温正常方可继续（好的，谢谢）
出蓝光治疗箱	(1) 核对停蓝光时间，核对患儿床号、姓名、住院号 (2) 关闭蓝光治疗仪开关 (3) 摘除患儿眼罩，检查患儿全身皮肤，尤其是眼部和会阴部，更换纸尿裤，穿衣出蓝光箱，注意保暖，取舒适体位 (4) 切断蓝光治疗仪电源	您好，宝宝现在的胆红素浓度已恢复正常了，遵医嘱今天停止蓝光照射治疗。我给宝宝穿好单衣，包好棉包，这样的体位可以吗？（可以，谢谢）还有什么需要帮助的吗？（没有了，谢谢）谢谢您的配合，您和宝宝好好休息，有事按呼叫器
整理记录	对蓝光箱进行消毒处理，备用。整理用物，洗手。记录出箱时间及灯管使用时间	

▶ 任务评价

 蓝光照射技术评价表

▶ 问题探究

1. 蓝光照射过程中可能会出现哪些副作用？

答：(1) 发热：由蓝光灯发热、环境温度相对过高、光疗装置通风问题所致。

(2) 腹泻：大便每天4~5次，其主要原因是光疗分解产物经肠道排出时，刺激肠壁引起肠蠕动增加所致。

(3) 皮疹：常在患儿面部、下肢、躯干出现红斑或瘀点，可持续到光疗结束，消退后不留痕迹。

(4) 青铜症：胆汁淤积性黄疸患儿光疗后皮肤、血清及尿可呈青铜色。光疗结束后，青铜症可逐渐消退，但时间较长。

(5) DNA损伤：光能穿透薄的阴囊皮肤，建议在光疗期间用尿布遮盖外生殖器。

(6) 损伤视网膜：强光线照射能够损伤视网膜，出现结膜充血、角膜溃疡等，光疗时应使用墨镜布或眼罩保护眼睛。

(7) 其他：光疗期间，可引起血清核黄素浓度降低，早产儿可能发生低钙血症。

2. 在进行蓝光照射时应注意哪些问题？

答：(1) 患儿入箱前须进行皮肤清洁，禁忌在皮肤上涂粉剂和油类。

(2) 患儿光疗时随时观察患儿眼罩、会阴遮盖物有无脱落，注意皮肤有无破损。

(3) 患儿光疗时，如体温高于37.8℃或者低于35℃，应暂时停止光疗。

(4) 光疗过程中患儿出现烦躁、嗜睡、高热、皮疹、呕吐、拒奶、腹泻及脱水等症状时，及时与医生联系，妥善处理。

(5) 光疗超过24小时会造成体内核黄素缺乏，一般光疗同时或光疗后应补充核黄素，以防止继发的红细胞谷胱甘肽还原酶活性降低导致的溶血。

(6) 保持灯管及反射板的清洁，每日擦拭，防止灰尘影响光照强度。

(7) 灯管与患儿的距离需遵照设备说明调节，使用时间达到设备规定时限的必须更换。

3. 如果蓝光照射过程中，患儿体温超过38.5℃，应如何处理？

答：患儿体温超过38.5℃，应停止光疗，待体温正常后方可继续。体温超过39℃时，应给予温水擦浴或温水浴，忌用乙醇擦浴，物理降温后半小时应复测体温。

▶ 问题测试

蓝光照射技术在线测试

▶ 职业精神

疫路有你——周小双

模块六 儿童专科疾病护理技术

一 ▶▶▶ 模块导航

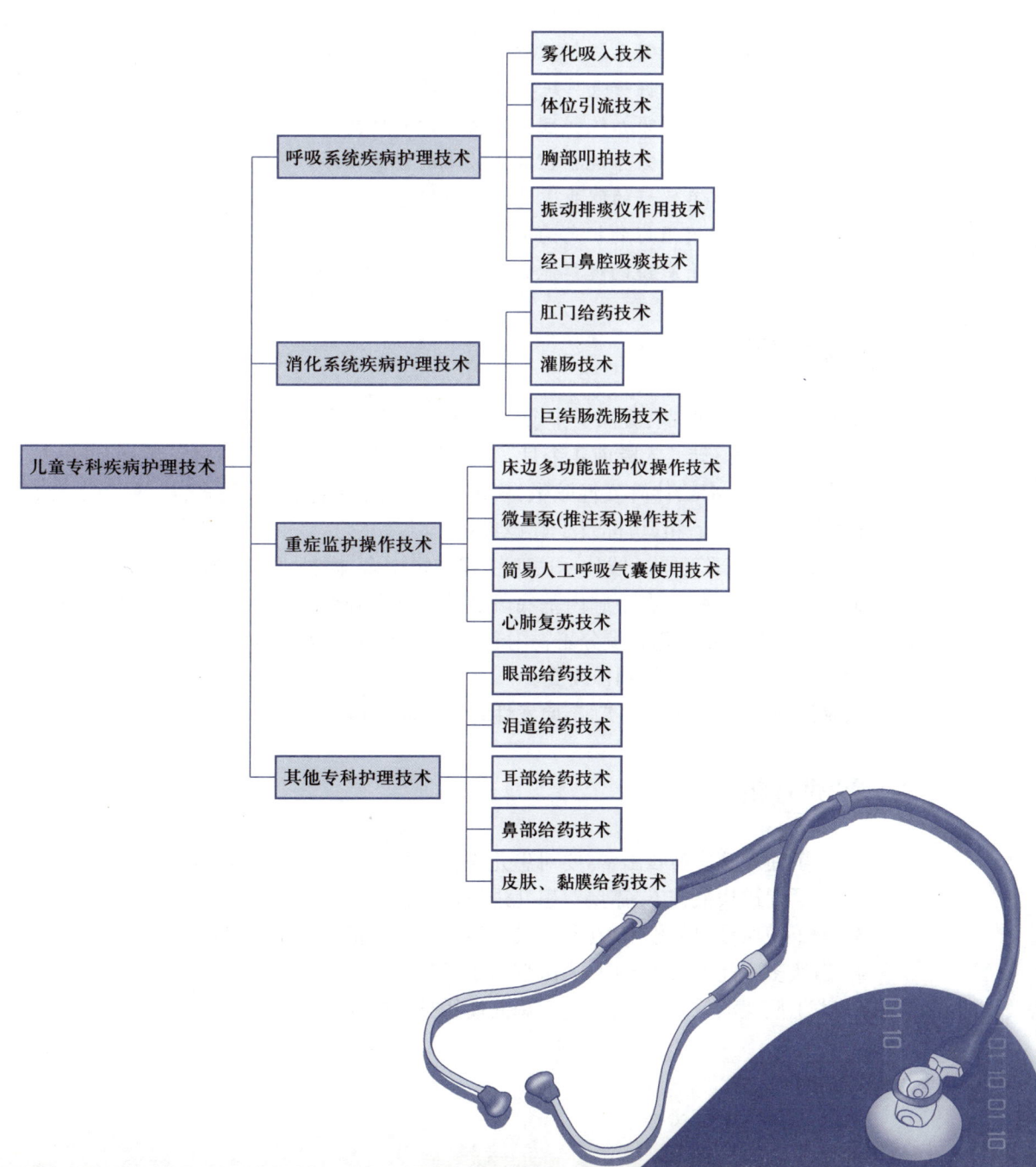

- 儿童专科疾病护理技术
  - 呼吸系统疾病护理技术
    - 雾化吸入技术
    - 体位引流技术
    - 胸部叩拍技术
    - 振动排痰仪作用技术
    - 经口鼻腔吸痰技术
  - 消化系统疾病护理技术
    - 肛门给药技术
    - 灌肠技术
    - 巨结肠洗肠技术
  - 重症监护操作技术
    - 床边多功能监护仪操作技术
    - 微量泵(推注泵)操作技术
    - 简易人工呼吸气囊使用技术
    - 心肺复苏技术
  - 其他专科护理技术
    - 眼部给药技术
    - 泪道给药技术
    - 耳部给药技术
    - 鼻部给药技术
    - 皮肤、黏膜给药技术

项目一 呼吸系统疾病护理技术

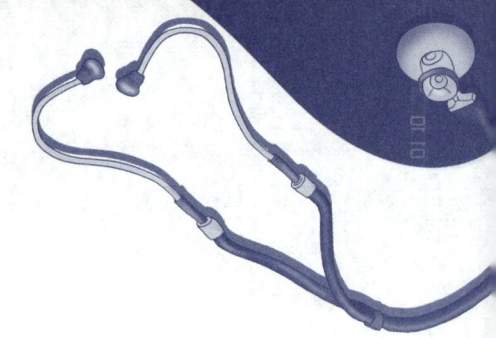

学习目标

知识目标：1. 熟记儿童呼吸系统护理技术的原则。
　　　　　2. 熟记呼吸系统护理操作技术目的、注意事项。
　　　　　3. 熟记呼吸系统护理操作技术的护理措施。
技能目标：1. 熟练掌握呼吸系统护理操作技术。
　　　　　2. 掌握呼吸系统护理操作技术的护理措施。
　　　　　3. 掌握呼吸系统护理操作技术的注意事项。
素养目标：1. 具有良好的职业道德和礼仪规范。
　　　　　2. 具有很好的护患沟通能力，与患儿及其家长沟通融洽。
　　　　　3. 具有敏锐的观察能力，良好的心理素质及人文关怀意识。

临床案例

患儿，女，11岁，咳嗽、流涕9年余。平时易患呼吸道感染，表现为咳嗽，有痰不易咳出，伴流涕，时有头痛，对症治疗后好转。入院前4个月，完善基因检测后确诊为原发性纤毛运动障碍。本次入院前，患儿发热1次，体温38.4℃，伴阵发性咳嗽，痰声重，时咳出黄色黏痰，量多，鼻塞，流黄涕，为进一步诊治收入院。查体：双肺呼吸音粗，可闻及少许痰鸣音。

辅助检查：胸部正位X线片示两肺纹理增粗增多、模糊，两下肺内带可见斑片状阴影；胸部CT平扫示右肺中叶及左肺舌叶、右下肺内基底段及左下肺心缘旁可见条状及大片状实变；支气管镜检示气管黏膜粗糙、肿胀，有多量白色黏稠分泌物附着，局部灌洗见条絮状分泌物吸出，右中亚支气管、左下基底段亚支气管腔扩张，管壁呈鱼骨刺样改变。

入院诊断：肺炎，支气管扩张，原发性纤毛运动障碍。

案例分析

1. 为了使痰液容易咳出，需要对患儿进行雾化吸入稀释痰液。
2. 为了促进痰液排出，需要对患儿进行体位引流。
3. 为了使痰液更易排出，在雾化吸入后及体位引流过程中进行胸部叩拍。
4. 当痰多不能有效排出时，遵医嘱给予经口鼻腔吸痰。
5. 为了使痰液松动利于排出，对患儿使用振动排痰仪排痰。

任务一　雾化吸入技术

雾化吸入技术是利用高速氧气气流或空气压缩泵,使药液形成雾状悬液,再吸入呼吸道,达到湿化呼吸道黏膜、祛痰、解痉、抗炎的目的。

▶ **目的**

1. 改善通气功能,解除气道痉挛。
2. 控制、预防呼吸道感染。

▶ **计划**

1. **护士准备**　着装整洁,洗手,戴口罩。
2. **用物准备**　治疗车上层:治疗盘、治疗单、氧气流量表/空气压缩雾化泵、一次性雾化器、按医嘱备药、注射器、纸巾或小毛巾、无菌棉签、手消毒液(图6-1)。治疗车下层:生活垃圾桶、医用垃圾桶、锐器桶。
3. **环境准备**　清洁、安静、无明火。

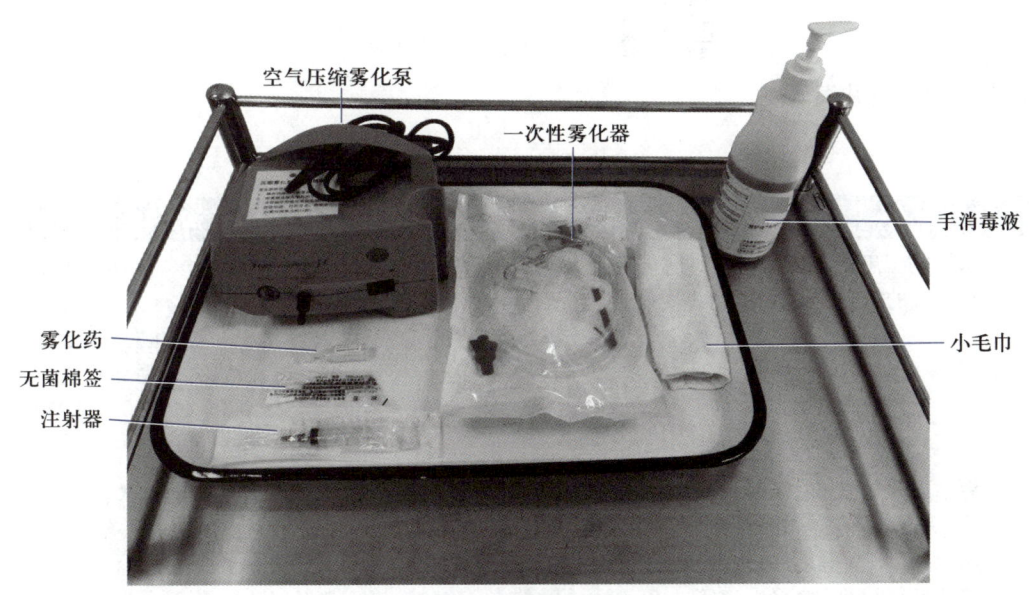

A. 空气压缩雾化泵用物准备

模块六　儿童专科疾病护理技术

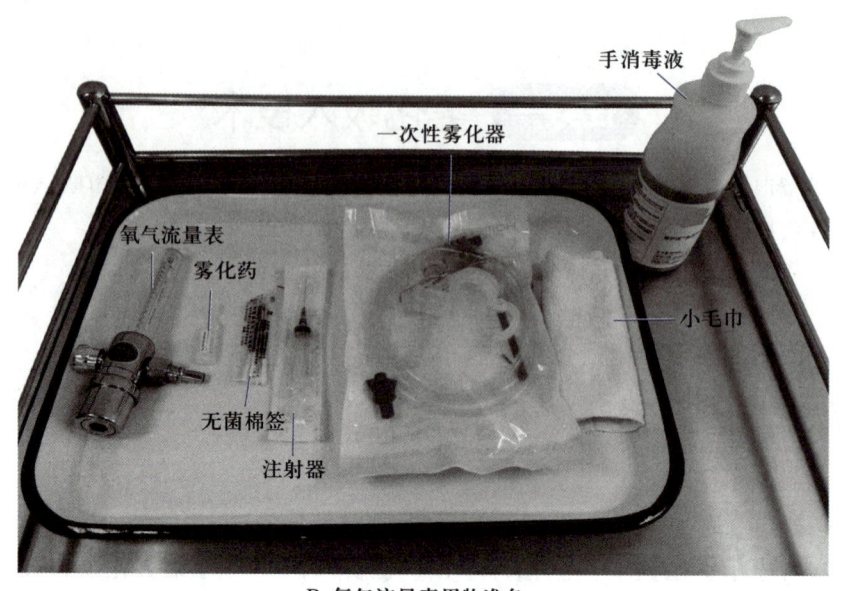

B. 氧气流量表用物准备

图 6-1 雾化吸入用物准备

▶ 实施

 雾化吸入技术操作视频

雾化吸入技术实施见表 6-1。

表 6-1 雾化吸入技术

操作流程	操作步骤	沟通与说明
核对解释	携用物至患儿床旁,辨识患儿,向患儿及其家长解释雾化吸入的目的及过程,取得患儿及其家长配合	您好,我是护士小×,请问您的宝宝叫什么名字?(我的宝宝叫×××)让我看看宝宝的腕带信息。由于宝宝的痰多,需要进行雾化吸入,让痰液稀释,更容易排出来。这个操作是用面罩扣住口鼻,将药物以雾的形式吸进去。您可以配合吗?(可以)
评估患儿	评估患儿病情、年龄、意识状态、合作程度;呼吸频率、节律、深度、血氧饱和度;呼吸道是否通畅,口、鼻腔有无分泌物;痰液黏稠度和咳痰能力;询问有无药物过敏史,患儿面部有无皮疹及湿疹等	我先看看宝宝现在的情况,现在的呼吸是正常的,有没有感觉憋气?(没有) 我看看嘴巴和鼻子,分泌物不多。宝宝的痰还是黏稠的吗?能自己咳出来吗?(不能) 家长您好,宝宝之前用药有过敏的吗?(没有) 我看看脸部的皮肤,没有皮疹和湿疹,可以做雾化。我去准备用物,请稍等一下(好的)
仪表检查及药物准备	(1) 检查氧气流量表(图 6-2A)或连接空气压缩雾化泵(图 6-2B) (2) 在治疗室铺治疗盘,抽吸药液,并标注床号、姓名、药液名称、用途	氧气流量表完整、空气压缩雾化泵运转良好

续表

操作流程	操作步骤	沟通与说明
仪表检查及药物准备	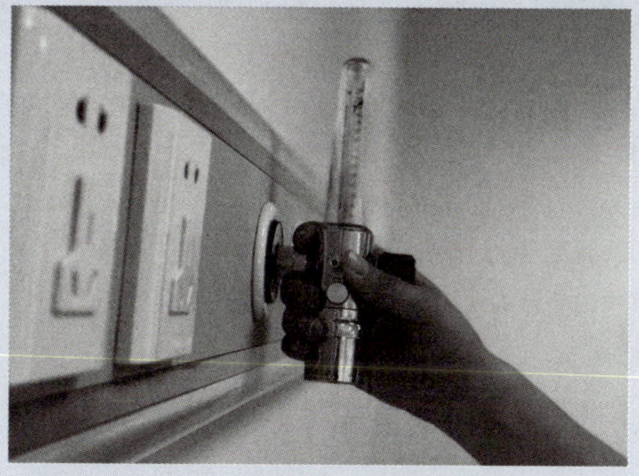 A. 检查氧气流量表　　B. 连接空气压缩雾化泵 图6-2　仪表检查	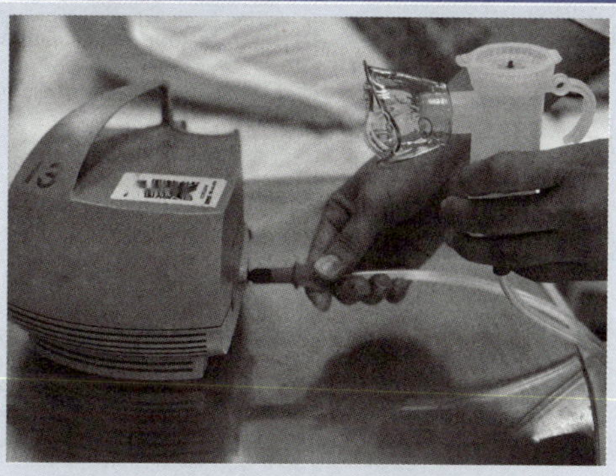
摆放体位	(1) 协助患儿取舒适体位(坐位或半坐卧位;意识模糊、呼吸无力者可将床头抬高30°,侧卧位) (2) 将呼叫器放置患儿及其家长伸手可及之处	请问您的宝宝叫什么名字?(我的宝宝叫×××)现在我要给宝宝进行雾化吸入。您可以扶宝宝坐起来吗?(可以) 您好,呼叫器放在旁边,做雾化的过程中有情况随时呼叫我们(好的)
雾化吸入过程	(1) 安装并固定氧气流量表或连接空气压缩雾化泵电源,将氧气管连接于雾化器吸入口与氧气装置之间,检查连接是否紧密,雾化器是否通畅。核对药液后将其注入雾化器的储药罐内。调节氧气流量或打开空气压缩雾化泵电源,至药液成雾状喷出(图6-3) (2) 将雾化面罩扣住患儿口鼻指导患儿闭紧嘴唇,用鼻深吸气、呼气,如此反复,直至药液吸完为止(图6-4)	我先连接一下流量表,一会儿咱们用这个仪器来做雾化(好的) 我现在把药液加到这个储药罐里(好的) 咱们开始做雾化了,将这个面罩扣在嘴巴和鼻子上,深吸气,屏气1到2秒,然后呼气,反复这样。当白色烟雾变得稀薄不规则的时候雾化吸入就做完了(明白了) 宝宝真棒
	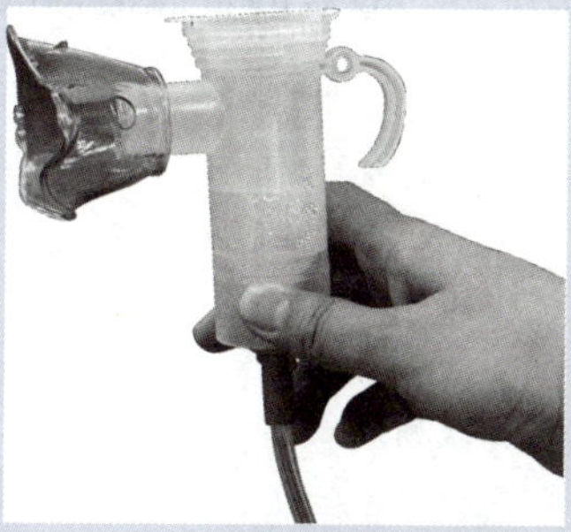 图6-3　药液成雾状喷出　　图6-4　面罩扣住患儿口鼻	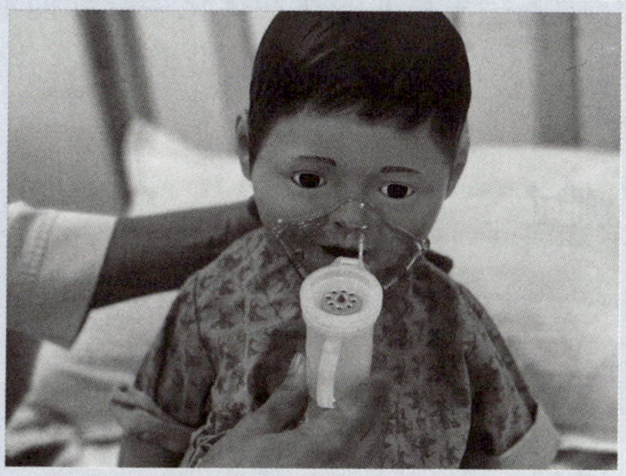
雾化结束	(1) 吸入完毕,取下面罩,关闭氧气流量表或空气压缩雾化泵 (2) 帮助患儿擦拭面部,漱口,取舒适体位 (3) 整理床单位,告知注意事项	再跟您确认一下,您的宝宝叫什么名字?(我的宝宝叫×××)雾化吸入做完了,宝宝表现得非常棒。我来给宝宝擦擦脸,漱一漱口吧。现在想让宝宝躺着还是坐着?(躺着)这样可以吗?(可以) 如果有痰让宝宝就咳出来,有利于恢复。还有什么需要帮助的吗?(没有了,谢谢) 谢谢您的配合,您和宝宝好好休息,有事按呼叫器(好的,谢谢)

续表

操作流程	操作步骤	沟通与说明
整理记录	洗手,整理用物,将雾化器及管道拆开浸泡消毒后备用,清洁氧气装置 洗手,记录雾化时间	

▶ 任务评价

 雾化吸入技术评价表

▶ 问题探究

1. 进行雾化吸入操作时的注意事项有哪些?

答:(1) 使用前要检查氧气流量表是否正常,有无松动及脱落等异常情况。

(2) 向雾化器内加入药液时一定要把针头拔下,以防针头落入雾化器内。

(3) 氧流量不宜过大,避免雾气过大,使患儿感到憋气、呼吸困难,难以坚持,同时也避免雾化器与连接管脱出。

(4) 雾化器要保持水平位置,防止漏液。

(5) 雾化器专人专用,防止交叉感染。

2. 雾化吸入过程中如何预防呼吸困难的发生?

答:(1) 指导患儿选择合适的体位,尽量让患儿取半坐位。

(2) 雾化过程中持续氧气吸入,以免雾化吸入过程中血氧分压下降。

(3) 控制雾化吸入的时间,及时叩背、鼓励患儿咳痰,保持呼吸道通畅。

3. 雾化吸入结束后非一次性雾化装置如何消毒处理?

答:雾化吸入结束后雾化罐、雾化管路、雾化面罩均用 500 mg/L 的含氯消毒液浸泡 3 分钟,用清水冲洗、晾干备用。

▶ 问题测试

 雾化吸入技术在线测试

▶ 职业精神

 疫路有你——张昕

任务二 体位引流技术

体位引流是通过改变体位,利用重力作用达到引流痰液的一种治疗措施。

▶ 目的

引流肺上部的痰液至主支气管内,利于痰液的排出。

▶ 计划

1. **护士准备** 着装整洁,洗手,戴口罩。
2. **用物准备** 体位垫、听诊器、小毛巾、漱口水(图6-5)。

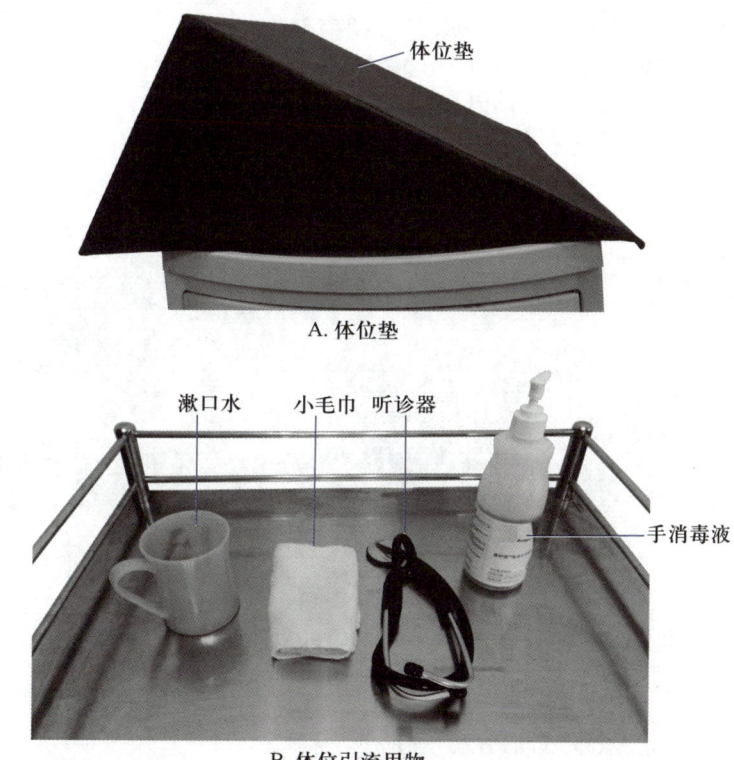

图6-5 体位引流用物准备

3. **环境准备** 病室安静整洁。

▶ 实施

体位引流技术操作视频

体位引流技术实施见表6-2。

表 6-2 体位引流技术

操作流程	操作步骤	沟通与说明
核对解释	携用物至患儿床旁,辨识患儿,向患儿及其家长解释体位引流的目的及过程,取得患儿及其家长的配合	您好,我是护士小×,请问您的宝宝叫什么名字?(我的宝宝叫×××)让我看看宝宝的腕带信息。由于宝宝的痰多不能很好咳出来,需要给宝宝进行体位引流,给宝宝摆放一个特殊卧位,让痰液自行流出来,您可以配合吗?(可以)
评估患儿	评估患儿病情、年龄、意识状态及合作程度;评估双肺呼吸音及痰鸣音情况 将呼叫器放置患儿及其家长伸手可及之处	我看宝宝的精神状态挺好的,双肺呼吸音及痰鸣音比较明显,宝宝有没有感觉不舒服?(没有)
摆放体位	根据病变肺叶的部位决定体位引流倾斜的角度及采取的卧姿 (1) 坐位或半坐卧位:用于肺上叶尖段、前段和肺下叶背段的引流。协助患者坐起,将体位垫放置于患儿背部,使患儿身体坐直或身体斜靠于体位垫上(图6-6) (2) 侧卧位:用于双肺患侧肺叶的引流。协助患者侧卧,将体位垫放置于患儿背部支撑患儿身体,保持患儿处于侧卧位(图6-7)	您好,我帮宝宝摆一下体位,根据宝宝的肺部情况,需要采取坐位或半坐卧位/侧卧位/俯卧位/后倾仰卧位(明白了)

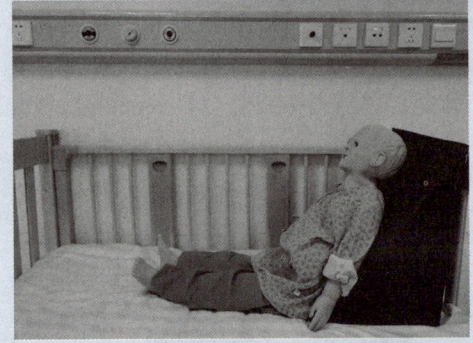
图 6-6 半坐卧位

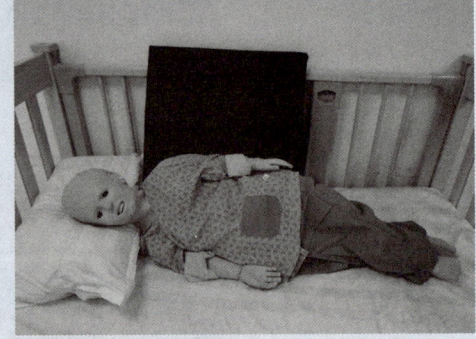
图 6-7 侧卧位

(3) 俯卧位:用于双肺背段肺叶的引流。协助患者俯卧位,体位垫放置于髋部,保证胸部低于髋部,头偏向一侧(图6-8)
(4) 后倾仰卧位:用于双肺下叶的引流。协助患者仰卧,体位垫放置于臀部,保持胸部低于髋部,头偏向一侧(图6-9)

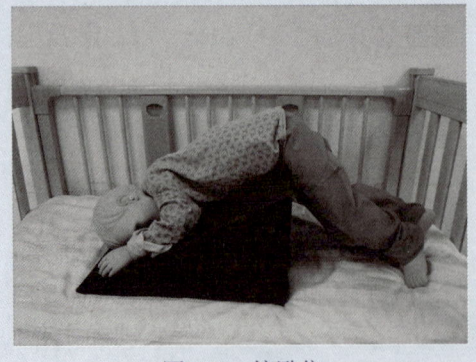
图 6-8 俯卧位

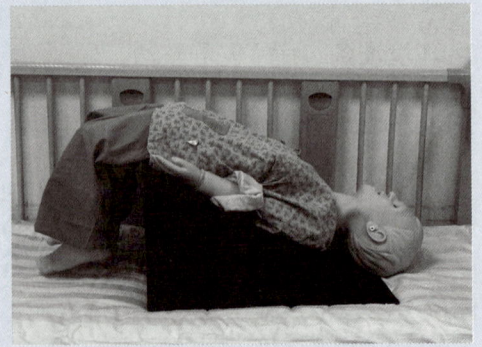
图 6-9 后倾仰卧位

续表

操作流程	操作步骤	沟通与说明
引流过程中	体位引流每次15~30分钟,进行不同体位引流时,可同时配合叩击患侧部位,鼓励患儿咳嗽	这个姿势尽量坚持15~30分钟(好的) 我来给宝宝拍拍,尽量多咳嗽,这样更有利于痰液排出(明白了) 家长您好,在引流过程中宝贝如果出现不舒服、头晕、出汗、疲劳等情况,请及时按呼叫铃,我会随时过来
引流完毕	(1) 协助患儿漱口、安置患儿舒适体位 (2) 听诊双肺呼吸音评价呼吸道情况	再跟您确认一下,宝宝叫什么名字?(我的宝宝叫×××)体位引流做完了,宝宝表现得非常棒。先来漱漱口,现在可以正常躺着了,这样躺着可以吗?(可以) 我听一听肺部情况,听起来双肺呼吸音比之前要清晰,谢谢您的配合,有事请按呼叫器,我也会随时过来看宝宝的(好的)
整理记录	整理床单位 记录体位引流时间、体位引流期间患儿表现	

▶ **任务评价**

 体位引流技术评价表

▶ **问题探究**

1. 体位引流的注意事项有哪些?

答:(1) 体位引流宜在饭前进行,一般早、晚各一次,防止发生呕吐,引起误吸。

(2) 安抚患儿,鼓励其配合体位引流操作,同时加强叩背治疗,鼓励其咳嗽,利于痰液排出。

(3) 引流过程中注意观察患儿有无咯血、发绀、头晕、出汗、疲劳等情况,如有上述症状应随时终止体位引流。

2. 体位引流选择体位的原则是什么?

答:病变的部位处于高处,引流支气管开口向下,便于分泌物顺体位引流而咳出。不同体位适用于不同部位分泌物的引流,如坐位或半坐卧位用于肺上叶尖段、前段和肺下叶背段的引流;侧卧位用于双肺患侧肺叶的引流;俯卧位用于双肺背段肺叶的引流;后倾仰卧位用于双肺下叶的引流。

▶ **问题测试**

 体位引流技术在线测试

▸ **职业精神**

疫路有你——张昕

任务三　胸部叩拍技术

胸部叩拍是通过叩击胸背部振动胸壁,借助外力振动间接使附着在气管、支气管、肺内的分泌物松动,从而易于其清除和排出的一种治疗措施。

▸ **目的**

1. 通过胸壁的震动,间接使支气管壁上的痰液松动,易于排出。
2. 促进患儿咳嗽,易于清除呼吸道内分泌物。
3. 促进肺功能的恢复。

▸ **计划**

1. **护士准备**　着装整洁,洗手,戴口罩。
2. **用物准备**　听诊器,专用叩背器(图6-10)。
3. **环境准备**　病室安静整洁,光线充足,请无关人员回避。

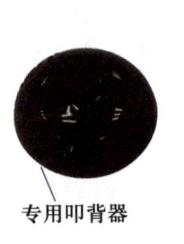
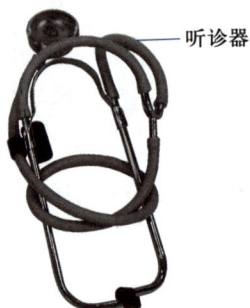

图 6-10　胸部叩拍技术用物准备

▸ **实施**

胸部叩拍技术操作视频

胸部叩拍技术实施见表6-3。

表 6-3　胸部叩拍技术

操作流程	操作步骤	沟通与说明
操作前评估	评估患儿病情及合作程度。评估患儿听诊双肺呼吸音及痰鸣音情况。评估患儿胸背部皮肤、骨骼有无异常	
核对解释	携用物至患儿床旁,辨识患儿,向患儿家长解释胸部叩拍的目的及过程,取得患儿家长配合	您好,我是护士小×,请问您的宝宝叫什么名字?(我的宝宝叫×××),让我核对宝宝的腕带信息。由于宝宝反复出现咳嗽、咳痰现象,为了赶快将痰液排出来,今天给宝宝做一个胸部叩拍。我先看一下宝宝的皮肤情况,皮肤完整无破损,我去准备用物,您稍等(好的)
摆放体位	协助患儿取半卧位或坐位	请问您的宝宝是不是还有点发憋呀,咱们现在可以叩背了吗?(可以)来,咱们坐起来可以吗?(可以)

续表

操作流程	操作步骤	沟通与说明
叩击	(1) 手掌叩击法：多用于大于6个月患儿及年长儿。操作者手指并拢，掌心弯曲成碗状，放松手腕，依靠腕部的力量有节奏地在胸部叩拍，按照"由上而下，由外向内"原则，叩击时需按支气管走向由外周向中央(双手轮流或单手)叩击，腕关节要放松，力度适中(图6-11) 图6-11 手掌叩击法 (2) 叩背器或面罩叩击法：多用于早产儿或新生儿。操作者手持专用叩背器在患儿的胸部叩拍，力度较手掌叩击法要轻柔，方法同上	宝宝，现在咱们开始叩拍了，如果有不舒服的地方，请立即告诉我。我叩拍的时候，宝宝要和我配合做深呼吸和咳嗽哦(好的)
清除呼吸道分泌物	协助患儿清除呼吸道分泌物	我现在帮宝宝擦拭一下口鼻上的分泌物(谢谢)
胸部听诊	胸部听诊	好了，咱们听一下分泌物有没有减少(好的)
整理记录	(1) 协助患儿取舒适体位，整理床单位 (2) 洗手，记录叩拍时间及是否排出痰液	宝宝，这样躺着舒服吗？(可以) 家长，请您经常观察一下宝宝的呼吸和咳嗽、咳痰情况，如果有不适，请及时通知我，我会尽快来处理的(好的) 宝宝叫什么？(宝宝叫×××)还有什么需要帮助的吗？(没有了，谢谢) 谢谢您的配合，您和宝宝好好休息，有事按呼叫器(好的)

▶ 任务评价

 胸部叩拍技术评价表

▶ 问题探究

1. 什么情况下应先暂停拍背？

答：操作时应有规律地进行叩击，进行叩背过程中要密切观察患儿的面色、呼吸情况，鼓励其咳嗽。若发生面色发绀、呼吸费力等情况则应先暂停拍背。

2. 在叩击时应注意哪些问题？

答:(1)患儿胸壁皮肤较薄弱,叩背时不能直接接触患儿皮肤,选择纯棉质地较薄的衣服,以免叩击时产生疼痛。勿用较厚衣物,会降低叩击时所产生的振动,影响叩击效果。

(2)叩击应在肺野进行,叩拍部位取决于患儿的病情,如整个肺野都要叩拍,应从病变大的肺叶开始,通常从两肺下叶开始。

(3)叩击时避开骨突处,如胸骨、肩胛骨及脊柱等部位,避免位置过低伤及脏器,如肾等。不要在接近伤口处或胸腔引流管处进行,叩击时要避开纽扣、拉链等。

(4)叩拍力量要适中,以不让患儿感到疼痛或不适为宜。若叩拍时发出一种空而深的拍击音时则表示手法正确。

(5)胸部叩拍应在餐前30分钟或餐后2小时进行。

3. 什么情况下应禁止叩拍?

答:(1)严重心血管功能状况不稳定者,如低血压、肺出血、肺水肿、咯血的患儿。

(2)未经引流的气胸、肋骨骨折等患儿。

▶ **问题测试**

 胸部叩拍技术在线测试

▶ **职业精神**

 与死神"赛跑"的最美医生

任务四 振动排痰仪使用技术

振动排痰仪是一种通过有规律地拍打患儿肺部,起到松动痰液而易于痰液清除和咳出的一种仪器。

▶ **目的**

1. 使患儿呼吸道内分泌物松动,易于清除和排出。
2. 保持气道通畅。

▶ **计划**

1. **护士准备**　着装整洁,洗手,戴口罩。
2. **用物准备**　振动排痰仪、一次性纸质叩击头罩(根据患儿年龄选择)、听诊器、免洗手消毒液(图6-12)。
3. **环境准备**　病室安静整洁,光线充足。

▶ **实施**

 振动排痰仪使用技术操作视频

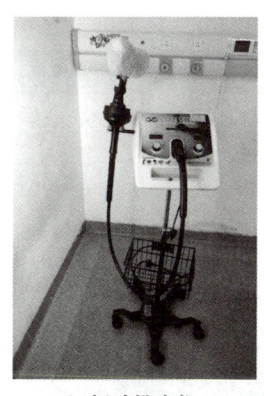 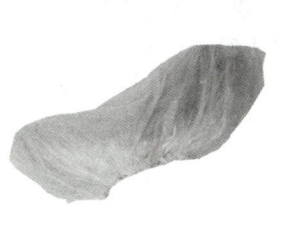 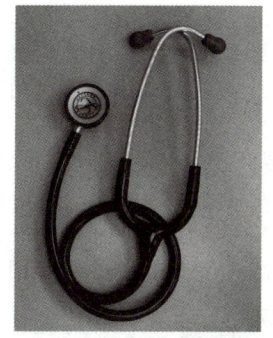 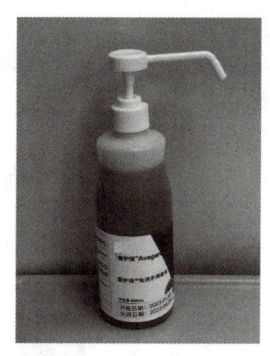

A. 振动排痰仪　　　B. 一次性纸质叩击头罩　　　C. 听诊器　　　D. 免洗手消毒液

图 6-12　振动排痰仪使用用物准备

振动排痰仪使用技术实施见表 6-4。

表 6-4　振动排痰仪使用技术

操作流程	操作步骤	沟通与说明
操作前评估	评估患儿病情、年龄及生命体征情况。评估患儿听诊双肺呼吸音及痰鸣音情况。评估患儿胸背部皮肤骨骼有无异常	
核对解释	携用物至患儿床旁，辨识患儿，向患儿家长解释振动排痰的目的及过程，取得患儿家长配合	您好，我是护士小 ×，请问您的宝宝叫什么名字？（我的宝宝叫 ×××）让我核对宝宝的腕带信息。由于宝宝反复出现咳嗽、咳痰现象，为了将痰液排出来，今天给宝宝使用振动排痰仪进行排痰。我先看一下宝宝的皮肤情况，皮肤完整无破损，我去准备用物，您稍等（好的）
摆放体位	协助患儿取舒适体位，可坐位或俯卧位、侧卧位（左右交替）	宝宝，你叫什么名字呀？是不是还有点憋气呀，咱们现在用振动排痰仪排痰好吗？（可以）来，咱们坐起来可以吗？（可以）
连接仪器	连接振动排痰仪电源，检查仪器是否正常。根据患儿年龄选择合适的叩头，将一次性纸质叩击头罩套在叩头上（图 6-13）	我先把仪器准备好

图 6-13　一次性纸质叩击头罩套在叩头

| 设置参数 | 旋转控制开关按钮，根据患儿年龄和病情调节振动频率、强度、时间等参数，通常应设置为不引起患儿不适的最高水平。每次治疗时间为 5~10 分钟，也可根据病情延长治疗时间至 20~30 分钟或遵医嘱执行；治疗频度为 2~4 次/天，或按医嘱执行 | 现在我按照宝宝情况调节仪器 |

续表

操作流程	操作步骤	沟通与说明
振动排痰	右手持手柄,稍用力按压叩头,按照从外向内、从下向上的轨迹运行 (1) 滑动法:将叩头在患儿左右两肺上、下、左、右滑动,进行全面广泛的治疗(图6-14) (2) 固定法:根据X线胸片显示,将叩击头置于胸部病变严重的部位进行有针对性的物理治疗(图6-15)	现在咱们就开始振动排痰了,如果宝宝有不舒服的地方,请立即告诉我(好的)
	图6-14 滑动法　　　图6-15 固定法	
整理仪器	(1) 治疗结束,移开叩头,将调节旋钮调至OFF区域,断开电源 (2) 更换一次性纸质叩击头罩,置于固定架	现在结束了,宝宝有什么不舒服的地方吗(没有)
清除呼吸道分泌物 整理记录	(1) 观察效果,协助患儿清除呼吸道分泌物 (2) 协助患儿取舒适体位,整理床单位 (3) 洗手,记录振动排痰时间及是否排出痰液	我现在帮宝宝清理一下分泌物 宝宝,这样躺着舒服吗?(可以) 家长,请您经常观察一下宝宝的呼吸和咳嗽、咳痰情况,如果有不适,请及时通知我,我会尽快来处理的。(好的)还有什么需要帮助的吗?(没有了,谢谢) 谢谢您的配合,您和宝宝好好休息,有事按呼叫器(好的)

▸ **任务评价**

振动排痰仪使用技术评价表

▸ **问题探究**

1. 什么情况下不宜使用振动排痰仪?

答:血流动力学不稳定(包括心脏明显扩大)、肺水肿、气胸、延迟关胸及术后伤口愈合不良患儿不宜使用振动排痰仪。

2. 使用振动排痰仪的注意事项有哪些?

答:(1) 操作者须经专业培训和阅读仪器说明书后方可操作。

(2) 叩头不宜直接与患儿皮肤接触,宜穿单层薄衣保护皮肤,勿穿较厚衣物,要避开纽扣、拉链等。

(3) 治疗过程中若要暂停,将调节旋钮调至"PAUSE"区域即可。

(4) 使用过程中,需调整频率时要手持叩头并离开患儿身体后再调节;不要在叩头搁置在机架上时启动仪器,以免损坏。

(5) 治疗应在餐前1~2小时或餐后2小时进行。治疗前可根据医嘱或病情进行20分钟雾化治疗,治疗后注意呼吸道分泌物排出情况。必要时吸痰。

(6) 治疗过程中须观察患儿的心率、血压、呼吸、血氧饱和度的变化,若出现病情变化要及时处理。

▶ 问题测试

振动排痰仪使用技术在线测试

▶ 职业精神

天使之洁,贵在尽责

任务五 经口鼻腔吸痰技术

吸痰法是利用负压吸引装置连接吸痰管清除呼吸道内分泌物的一种急救护理技术。主要适用于危重、昏迷及麻醉后咳嗽无力、反射迟钝或会厌功能不全等不能将痰液咳出以及误吸呕吐物的患儿。

▶ 目的

1. 清除呼吸道分泌物及误吸入气道的呕吐物。
2. 保持呼吸道通畅。

▶ 计划

1. **护士准备** 着装整洁,洗手,戴口罩。
2. **用物准备** 负压吸引器(或中心负压吸引装置)、一次性吸痰管1~2根(根据患儿年龄准备相应型号的吸痰管)、一次性使用吸引连接管、一次性引流袋、支架、手套、10 ml 0.9% 氯化钠注射液2~5支(图6-16)。必要时,备可调节的氧供装置、连接氧气设备的简易呼吸器、氧饱和度监测仪。
3. **环境准备** 病室安静整洁,光线充足。

▶ 实施

经口鼻腔吸痰技术操作视频

模块六 儿童专科疾病护理技术

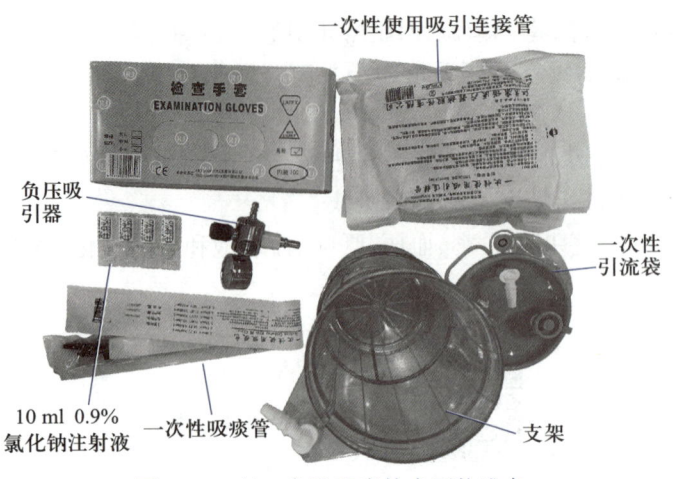

图 6-16 经口鼻腔吸痰技术用物准备

经口鼻腔吸痰技术实施见表 6-5。

表 6-5 经口鼻腔吸痰技术

操作流程	操作步骤	沟通与说明
操作前评估	(1) 评估患儿病情、意识、呼吸状况及合作程度 (2) 评估口鼻腔黏膜是否正常,有无鼻中隔偏曲 (3) 评估听诊患儿双肺呼吸音情况	家长您好,请问您的宝宝叫什么名字?(我的宝宝叫×××)好的,我来看看宝宝的情况。宝宝一般情况良好,鼻腔黏膜完整,可以吸痰,我去准备用物,请稍等(好的,谢谢)
核对解释	携用物至患儿床旁,辨识患儿,向患儿家长解释吸痰的目的及过程,取得患儿家长配合	您好,请问您的宝宝叫什么名字?(宝宝叫×××)让我核对宝宝的腕带信息。由于宝宝反复出现咳嗽、咳痰现象,为了赶快将痰液排出来,今天给宝宝进行吸痰(好的)
摆放体位	协助患儿取平卧位,肩下垫软枕,略后仰,转向右侧	宝宝,你叫什么名字呀?是不是还有点憋气呀,咱们现在吸痰好吗?(好的) 来,咱们躺好了,头往右转一点可以吗?(可以)
检查负压吸引装置	(1) 正确连接负压吸引装置(图 6-17)。打开负压吸引装置开关,检查性能是否良好,各处连接是否紧密,有无漏气 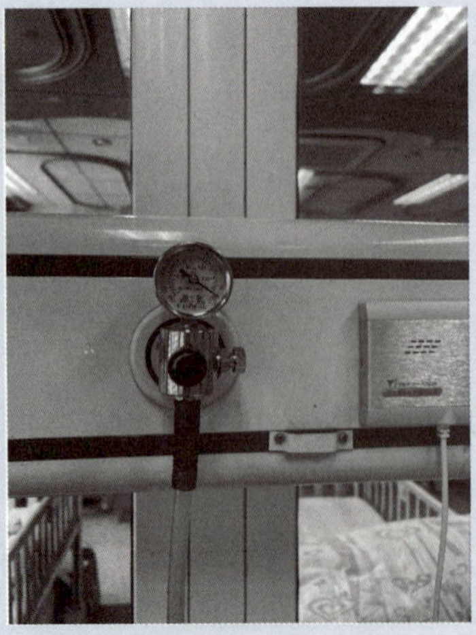	我现在调节好吸痰的负压

图 6-17 正确连接负压吸引装置

续表

操作流程	操作步骤	沟通与说明
检查负压吸引装置	(2) 调节负压：压力的调节以能吸出痰液为宜，不宜过大。建议儿童不超过 39.9 kPa，婴幼儿不超过 26.6 kPa，足月儿不超过 26.6 kPa，早产儿不超过 13.3 kPa	
试吸	(1) 打开 0.9% 氯化钠注射液 1~2 支，打开一次性吸痰管包装，戴一次性手套，将吸引器与吸痰管连接 (2) 一手拇指控制吸痰管末端，另一手将前端吸痰管浸入 0.9% 氯化钠溶液内试吸，判断吸痰管是否通畅（图 6-18）	我现在准备好吸痰用的物品

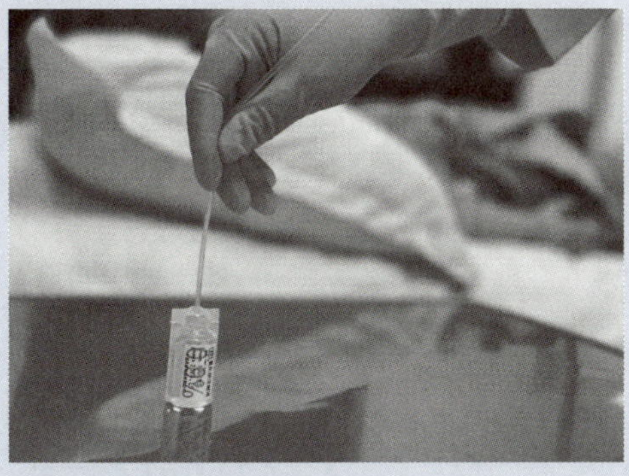

图 6-18　试吸

| 吸痰 | (1) 一手反折吸痰管末端，另一手将吸痰管轻轻插入患儿鼻腔，确保插入过程无负压
(2) 然后一手按住吸痰管末端的负压孔，另一手将吸痰管一边旋转一边回抽吸痰，吸净鼻腔内分泌物（图 6-19）。若患儿咳嗽剧烈，先暂停吸痰，让患儿休息片刻 | 现在咱们就开始吸痰了，会有点不舒服，我会尽量轻轻地，但是如果宝宝特别不能忍受，请立即告诉我 |

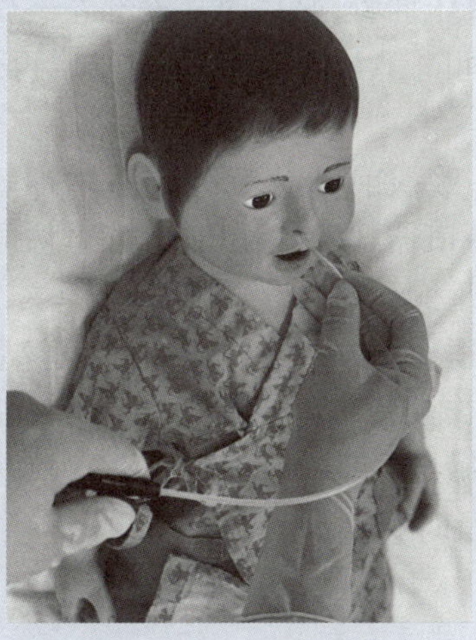

图 6-19　经口鼻吸痰

| | (3) 吸痰完毕，用 0.9% 氯化钠溶液冲洗吸痰管内的痰液。同样方法吸引另一侧鼻腔
(4) 更换吸痰管再吸口腔（操作同前）。必要时同法再次吸引 | |
| 处理吸痰管 | 将手套反折，包住吸痰管，与吸引器分离，手套及吸痰管按一次性物品处理 | 现在结束了，宝宝有什么不舒服的地方吗？（没有） |

续表

操作流程	操作步骤	沟通与说明
清除呼吸道分泌物	协助患儿清除面部分泌物	我现在帮宝宝清理一下脸上的分泌物（谢谢）
整理记录	协助患儿取舒适体位，整理床单位，洗手。及时记录吸痰时间、性质、颜色与量，观察患儿情况	宝宝，这样躺着舒服吗？（可以） 家长，请您经常观察一下宝宝的呼吸和咳嗽、咳痰情况，如果有不适，请及时通知我，我会尽快来处理的（好的） 请问您的宝宝叫什么名字？（我的宝宝叫×××）还有什么需要帮助的吗？（没有了，谢谢） 谢谢您的配合，您和宝宝好好休息，有事按呼叫器（好的）

▸ 任务评价

经口鼻腔吸痰技术评价表

▸ 问题探究

1. 什么情况下应停止吸痰？

答：吸痰时注意观察患儿面色、口唇颜色及生命体征变化。心电监测显示心率 >180 次 / 分、口唇颜色发绀、血氧饱和度 <80%，应立即停止吸痰，提高氧流量，休息片刻。

2. 吸痰应注意哪些问题？

答：(1) 吸痰方法要正确，先插管后吸引，禁止负压插管，吸痰时从深部左右旋转、上提吸引，每次吸痰时间不超过 15 秒，如痰液较多，需要再次吸引，应间隔 3~5 分钟，患儿耐受后再进行。特殊情况时，可根据病情缩短吸引时间。

(2) 吸痰前后注意观察患儿生命体征情况。吸痰前可提高氧流量，增加氧储备。

(3) 对于昏迷的患儿可以使用压舌板或者开口器帮助其张口，吸痰方法同清醒患儿，吸痰完毕，取出压舌板或开口器。

(4) 如插管时遇阻力不可强行插入，可向外退出 1 cm，以免损伤呼吸道黏膜。

(5) 若患儿痰液黏稠可遵医嘱进行雾化吸入、拍背后再行吸痰，有利于痰液引出。

(6) 严格按照无菌技术操作原则，动作轻柔敏捷，每完成一次吸痰全过程需更换一根吸痰管。

(7) 吸引器贮液瓶不宜过满，达 2/3 满时应及时更换。

▸ 问题测试

经口鼻腔吸痰技术在线测试

▶ 职业精神

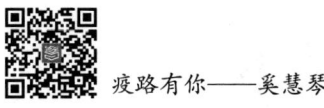
疫路有你——奚慧琴

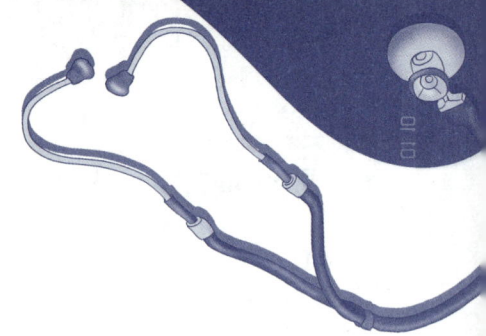

项目二 消化系统疾病护理技术

学习目标

知识目标：1. 了解肛门给药技术、灌肠技术、巨结肠洗肠技术的目的、作用以及临床意义。
2. 熟知肛门给药、灌肠技术、巨结肠洗肠技术的操作流程以及注意事项。

技能目标：1. 熟练地按照肛门给药、灌肠技术、巨结肠洗肠技术的流程进行操作。
2. 掌握肛门给药、灌肠技术、巨结肠洗肠技术的注意事项。

素养目标：1. 具有良好的职业道德，谨言慎行，忠于职守。
2. 具有很强的护患沟通能力，与患儿及其家长沟通融洽。
3. 具有较强的人文关怀理念，对患儿关怀备至。
4. 热爱护理工作，践行社会主义核心价值观。

临床案例

患儿，女，2岁。从小常有便秘，经常吃泻药或是到医院灌肠。最近，患儿母亲发现宝宝半个月无大便，偶尔大便有黏液，入院前一天出现一次呕吐。查体：腹胀，无明显压痛、反跳痛、肌紧张。左下腹可及粪块，肛门指诊未扪及明显狭窄环，无喷射样排便。下消化道造影显示：直肠扩张，未见明显痉挛段，考虑巨结肠类源病。

案例分析

1. 为了清洁肠道，解除便秘，需进行润滑剂帮助引便、胃肠减压等。
2. 如果诊断为先天性巨结肠，将进行巨结肠洗肠等保守治疗。

任务一 肛门给药技术

肛门给药技术是将药物通过直肠黏膜吸收入体内的给药方法。

▶ **目的**

1. 软化粪便，解除便秘。
2. 解热镇痛，减轻患儿痛苦。

▶ 计划

1. **护士准备** 着装整洁,洗手,戴口罩。
2. **用物准备** 指套、无菌手套、纱布块、一次性治疗巾、液状石蜡、弯盘、肛管、药物(栓剂)(图6-20)。

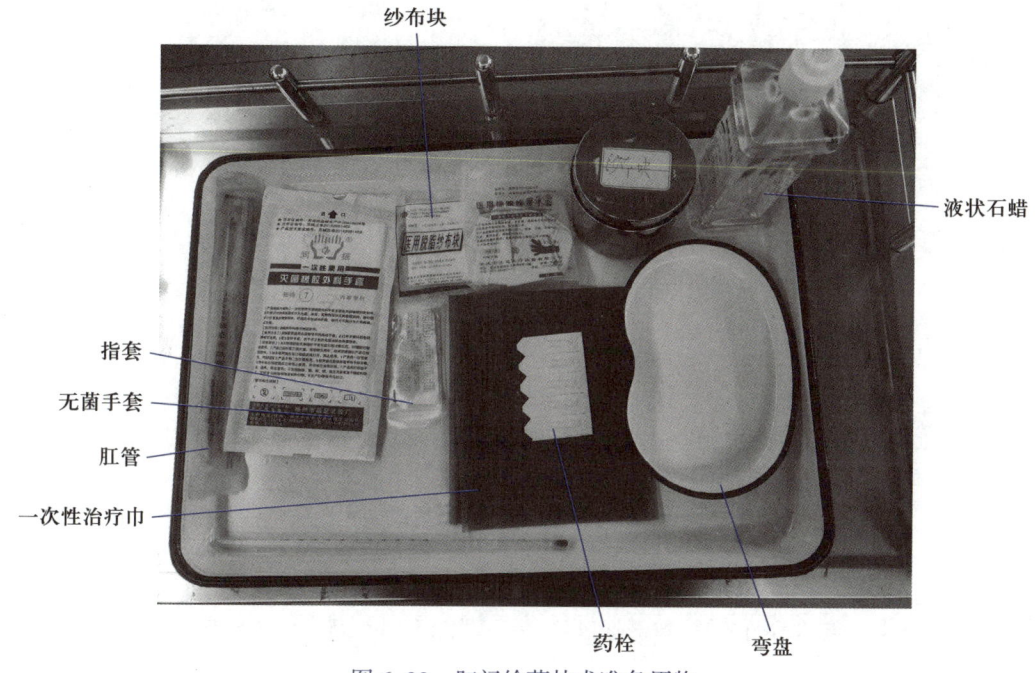

图6-20 肛门给药技术准备用物

3. **环境准备** 安全、安静、清洁。必要时屏风遮挡,请无关人员回避等。

▶ 实施

肛门给药技术操作视频

肛门给药技术实施见表6-6。

表6-6 肛门给药技术

操作流程	操作步骤	沟通与说明
核对解释	携用物至患儿床旁,辨识患儿,向患儿家长解释肛门给药的目的及过程,取得患儿家长配合	家长,您好,我是护士小×,请问您的宝宝叫什么名字?(叫×××)让我核对一下宝宝的腕带信息。宝宝真乖呀!由于宝宝现在出现腹胀、便秘,为了缓解宝宝的症状,根据医嘱今天需要给宝宝通过肛门给药,让我先看一下宝宝的臀部皮肤情况,好吗?(好的),宝宝臀部皮肤完整无破损,我先去准备用物,您稍等(好的)

模块六 儿童专科疾病护理技术

续表

操作流程	操作步骤	沟通与说明
摆放体位	协助患儿将裤脱至膝部,采取左侧卧位,使臀部靠近床沿,将一次性中单垫于臀下(图6-21) 图6-21 左侧卧位	家长,您好!再次确认宝宝叫什么名字?(叫×××)请您站在宝宝的左侧(好的) 为了能让宝宝的治疗达到预期效果,请您配合我将宝宝的身体翻转向左侧卧位,双膝屈曲,并将裤腿脱至膝部。您放心,现在室温适宜,宝宝不会受凉的,来,我们将她的上半身盖好,臀部尽量靠近床沿(好的) 为了不让粪便弄脏床单,需要铺垫巾,请协助我将宝宝的臀部抬一下。(好的)我操作时请您帮我扶住宝宝保持这个体位(好的)
插肛管	(1) 戴指套或手套,涂液状石蜡于栓剂前端,暴露肛门 (2) 嘱患儿张口深呼吸,尽量放松,将栓剂或肛管插入肛内2~5 cm,左手夹紧肛门口皮肤,压住肛门,加压片刻再放开	家长,如果在操作过程中,看到宝宝有异常反应,如面色改变、呼吸急促、口唇发白等,我会及时停止的,不用担心(好的) 宝宝,现在你张口深呼吸,尽量放松,阿姨会轻轻地,你也配合好,一会儿就结束了 家长你好,宝宝的药物已经顺利置于肛内,请协助宝宝捏紧肛门约10分钟,以防药物栓滑脱或融化后渗出肛外
整理用物	脱下手套,协助患儿穿好衣裤,取舒适卧位,整理床单元,洗手,记录给药时间、签名	家长,你好!通过给宝宝进行肛门给药,刺激了直肠收缩,现在大便已经大部分排出来了,基本达到预期效果(谢谢) 宝宝生命体征平稳,无不良反应。请您和宝宝在床旁休息一会,有事及时通知我,谢谢合作

▶ **任务评价**

 肛门给药技术评价表

▶ **问题探究**

1. 肛门给药有哪些优点?

答:(1) 肛门给药比口服和注射刺激小、疗效好、作用快。不仅是治疗肛门直肠局部病变的好方法,而且相对于全身给药,也是比口服和注射有更多优点的途径。不少性烈味苦的中西药物对味觉、食管和胃黏膜有一定刺激,可引起恶心、呕吐、胃痛和不适,经肛门给药可免去药物对胃的直接刺激以及减轻精神负担。

(2) 肛门给药可以使不能经口服药的患儿得到治疗,药物在直肠、结肠内吸收后可有50%~70%不经过肝直接入血进入血液循环,能够减轻肝功能负担。

(3) 药物口服后,受胃酸、消化酶及肝解毒作用的破坏,发生生物化学变化可使药效降低,经肛门给药则避免了这些破坏,药物直接吸收,作用迅速而且起效快。

2. 使用肛门栓剂时需要注意哪些方面?

答:使用前尽量排空大小便,并洗清肛门周围;剥去栓剂外裹的铝箔或聚乙烯膜,在栓剂的顶端蘸少许凡士林、植物油或润滑油;患儿取侧卧位,放松,把栓剂的尖端向肛门轻轻插入,并用手指缓缓推进,幼

儿深度为距肛门口约 2 cm,成人深度为距肛门口约 3 cm,合拢双腿并保持姿势 15 分钟,以防栓剂被压出;用药后 1~2 小时内,尽量不要排大小便,以保持药效。

3. 婴幼儿肠道有哪些特点?

答:婴幼儿肠道的肠黏膜上皮细胞分泌的免疫球蛋白 A 水平低,易患细菌性或病毒性肠炎;肠道长度相对比成人长,以满足婴幼儿生长发育的需要;婴幼儿肠壁薄,通透性高,屏障功能差,肠内毒素、过敏原等易通过肠黏膜吸收进入体内引起全身性感染和变态反应性疾病;肠黏膜肌层发育差,肠系膜柔软而长,固定差,易发生肠套叠和肠扭转。

▶ **问题测试**

肛门给药技术在线测试

▶ **职业精神**

疫路有你——乐叶

任务二 灌肠技术

灌肠技术是将一定量的液体或药物通过肛管由肛门经直肠灌入结肠,以帮助患儿清洁肠道或由肠道供给药物,达到排便、排气、缓解症状、药物直接在肠道吸收治疗疾病的技术。

▶ **目的**

1. 刺激肠蠕动,解除便秘,排除肠内积气、积便。
2. 清洁肠道,为手术、检查做准备。
3. 为高热患儿降温。

▶ **计划**

1. **护士准备** 着装整齐,洗手,戴口罩。
2. **用物准备** 治疗盘内:合适型号的肛管、灌肠筒、弯盘、凡士林、纱布(棉签)、卫生纸、持物钳、量杯、水温计,另备橡胶单(或一次性看护垫)、治疗巾、便盆,无菌手套,配制好的灌肠液适量,温度为 39~41℃(图 6-22)。
3. **环境准备** 关闭门窗,调节病室温度为 24~25℃,拉上床边隔帘。

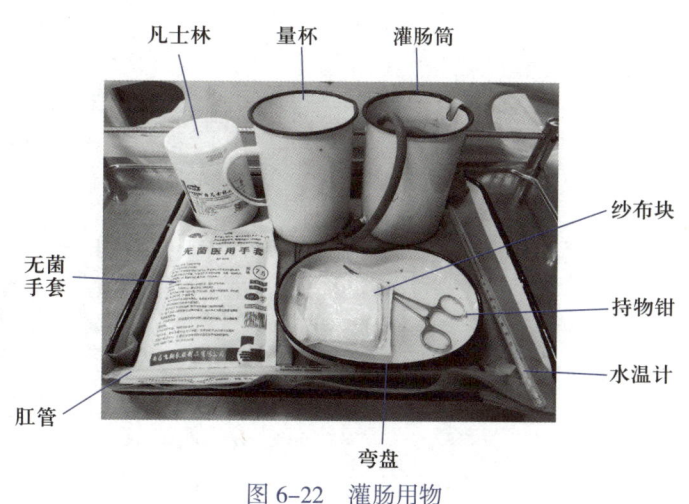

图 6-22 灌肠用物

▶ 实施

 灌肠技术操作视频

灌肠技术实施见表6-7。

表6-7 灌肠技术

操作流程	操作步骤	沟通与说明
核对解释	携用物至患儿床旁,辨识患儿,向患儿家长解释灌肠的目的及过程,取得患儿家长配合	家长,您好,我是护士小×,请问您的宝宝叫什么名字?(叫×××)让我核对一下宝宝的腕带信息。宝宝真乖呀 由于宝宝现在出现腹胀、便秘,为了缓解宝宝的症状,以及收集大便标本做细菌学检测,以便明确疾病诊断和进一步治疗,根据医嘱今天需要给宝宝做灌肠,我先看一下宝宝的臀部皮肤情况。(好的)宝宝臀部皮肤完整无破损,我先去准备用物,您稍等(好的)
摆放体位	协助患儿取左侧卧位,双膝屈曲,脱裤至膝部或解开纸尿裤,臀部移向床沿(不能自我控制排便的患儿可取仰卧位),臀下垫便盆	家长,您好!再次确认您家宝宝叫什么名字?(叫×××)请您站在宝宝的左侧(好的) 为了能让宝宝的治疗达到预期效果。请您配合我将他的身体转向左侧卧位,双膝屈曲,并将裤腿脱至膝部,您放心,现在室温适宜,宝宝不会受凉的(好的) 宝宝,我们上身盖好被子,臀部尽量靠近床沿,真听话
放置用物	垫橡胶单与治疗巾(或一次性看护垫)于臀下,弯盘置臀部旁边,备纱布或卫生纸放在垫巾上(图6-23) 图6-23 放置用物	家长您好,为了不让粪便弄脏床单,需要铺垫巾,请您协助我将宝宝的臀部抬一下。操作时请您帮我扶住宝宝保持这个体位(好的)
关闭调节器	将灌肠液倒入灌肠筒内,挂在输液架上,筒内液面高于肛门40~60 cm(婴幼儿30~40 cm),排气,关上调节夹,橡胶管前端置于弯盘内(图6-24)	

续表

操作流程	操作步骤	沟通与说明
关闭调节器	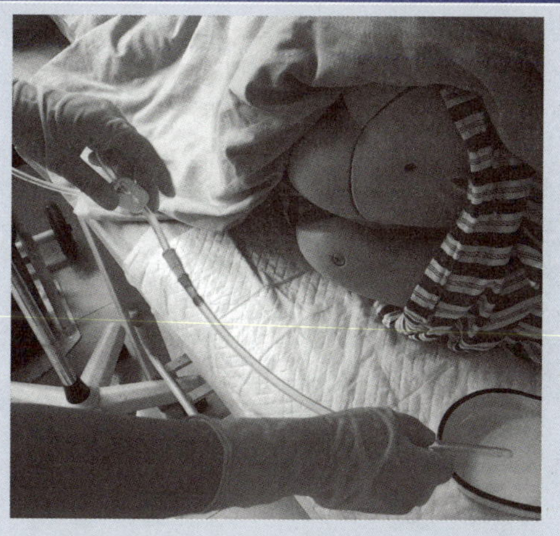 图6-24 关闭调节器	
润滑肛管	操作者戴手套,取肛管并以凡士林润滑肛管前端（图6-25）图6-25 润滑肛管 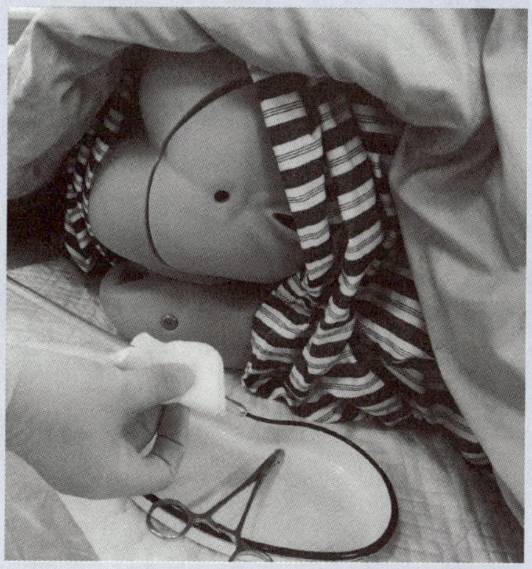	我现在润滑肛管,以减少宝宝不适感(好的)
排气	肛管接灌肠筒,排出肛管内气体（图6-26）图6-26 排除肛管内气体 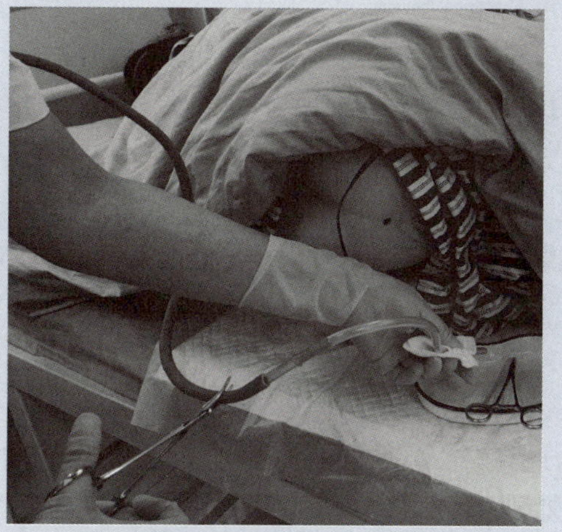	

模块六　儿童专科疾病护理技术

续表

操作流程	操作步骤	沟通与说明
插管	左手取一块纱布分开臀部,暴露肛门,嘱患儿深吸气,右手将肛管轻轻插入直肠(图6-27)。根据患儿年龄,插入深度不同,一般5~7 cm(婴幼儿2.5~4 cm) 图6-27 插入肛管	宝宝,我现在开始给你插管了,请你不要担心,阿姨会尽量轻一点的,在插管的过程中,如果想解便,请张口呼吸。宝宝妈妈,您在扶住宝宝身体的同时,请帮我观察一下宝宝情况,如果发现宝宝面色苍白、出冷汗、有感到剧烈疼痛的表情,请及时告知我(谢谢)
固定肛管	固定肛管,开放管夹,使灌肠液缓慢流入,一手持肛管,同时观察灌肠液下降速度和患儿的情况	宝宝妈妈,肛管已经插好了,让我们继续观察宝宝情况(好的)
拔管	待灌肠溶液快要流尽时,用纱布块包裹肛管,翻折肛管将其轻轻拔出放入弯盘内,顺便脱去手套,转身放在治疗车下层	家长,您好,灌肠筒内的液体快流完了,我马上拔管
放置体位排便	协助患儿取舒适平卧位,将患儿的双侧臀部夹紧,将铺好治疗巾的便盆放在臀下并使其抬高,保留数分钟	请协助我将宝宝的体位换成平卧位,并抬高其臀部放在便盆上,保持此体位数分钟(谢谢) 家长,您好!宝宝的大便已经排出来了。宝宝,请问你自己感觉腹胀好些了吗(好些了)
整理用物	(1)协助患儿排便,擦净臀部,取出便器、橡胶单和垫巾 (2)整理床单元,开窗通风,核对。洗手,记录灌肠结果	您好,请您继续陪宝宝在病房观察休息一下,有情况请按呼叫器通知我(谢谢)

▶ **任务评价**

 灌肠技术评价表

▶ **问题探究**

1. 不同疾病需要的灌肠液温度是多少?

答:灌肠液一般温度是39~41℃;用于物理降温的灌肠液温度为28~32℃;患儿中暑用4℃的0.9%氯化钠溶液;肝性脑病患儿禁用肥皂水灌肠,以减少氨的产生和吸收。

2. 不同年龄的灌肠液量有何区别?

答:婴幼儿需使用等渗液灌肠,灌肠液量遵医嘱而定,一般小于6个月约为每次50 ml,6个月至1岁约为每次100 ml,1~2岁约为每次200 ml,2~3岁约为每次300 ml;成人每次为500~1 000 ml。

3. 在灌肠过程中有哪些注意事项?

答:注意灌注的速度和量,液体流入受阻,可稍移动或挤捏肛管。若患儿不能自主排便或手术要求肠道清洁度高的患儿,采用清洁洗肠法。灌肠中注意观察病情变化。如发现患儿面色苍白、速脉、出冷汗、剧烈腹痛等应立即停止灌肠,并报告医生处理。急腹症、消化道出血、严重心血管疾病患儿不宜做大量不保留灌肠。

▶ **问题测试**

灌肠技术在线测试

▶ **职业精神**

疫路有你——周雪贞(一)

任务三 巨结肠洗肠技术

巨结肠洗肠技术是针对先天性巨结肠患儿,清理其肠腔内的积粪、积气,促进肠蠕动,减轻腹胀,减轻炎症对肠道黏膜的刺激及水肿、减少手术中粪便的污染的一种洗肠方法。

▶ **目的**

1. 清除结肠内积存大便,解除梗阻,减轻腹胀。
2. 缓解肠管张力,改善血液循环,促进肠壁炎症恢复,使肠管缩瘪,为手术做好准备。

▶ **计划**

1. **护士准备** 着装整齐,洗手,戴口罩。
2. **用物准备** 视患儿年龄及腹胀程度备温盐水(40~42℃)、500 ml 量筒、灌肠筒、肛管(其粗细及软硬程度视患儿情况而定,年龄小的患儿及长段性的巨结肠患儿可采用纯硅胶双腔气囊导尿管)、扁便盆、护垫、弯盘、方纱布、液状石蜡、水温计、无菌手套、指套、卫生纸(图 6-28)。

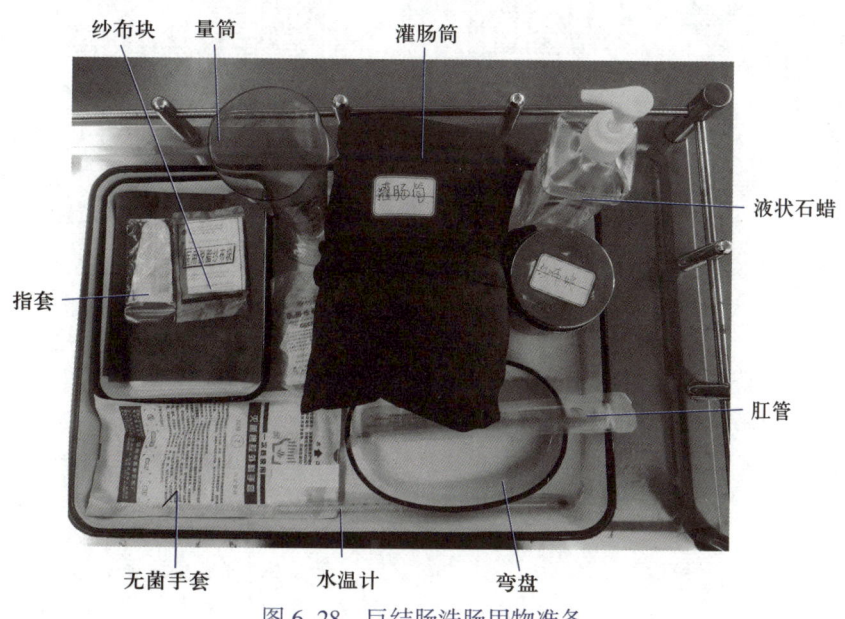

图 6-28 巨结肠洗肠用物准备

3. **环境准备** 关闭门窗,调节病室温度为 24~25℃。

▶ 实施

巨结肠洗肠技术操作视频

巨结肠洗肠技术实施见表 6-8。

表 6-8 巨结肠洗肠技术

操作流程	操作步骤	沟通与说明
核对解释	携用物至患儿床旁,辨识患儿,向患儿家长解释巨结肠洗肠的目的及过程,取得患儿家长配合	家长,您好,我是护士小×,请问您的宝宝叫什么名字?(叫×××)让我核对一下宝宝的腕带信息。由于宝宝现在出现腹胀、便秘,为了缓解症状,根据医嘱今天需要给宝宝做巨结肠洗肠术,让我先看一下宝宝的臀部皮肤情况。宝宝臀部皮肤完整无破损,我先去准备用物,您稍等(好的)
摆放体位	患儿取仰卧位,双膝屈曲,脱裤至膝部或解开纸尿裤,臀下垫一次性护垫,便盆置于臀下	家长您好!再次确认宝宝叫什么名字?(叫×××)为了让此次治疗达到较好的效果,需要给宝宝调整姿势。操作之前请问宝宝排尿了吗?(排了) 现在请宝宝平卧,双膝屈曲,并将裤腿脱至膝部。请协助我把宝宝臀部抬起,避免操作时污染床单,我需要在她臀下放一个便盆。您放心,室温适宜,宝宝不会受凉的(好的)
准备插管	将温盐水倒入量杯中待用。操作者站于患儿右侧,用方纱蘸取液状石蜡润滑肛管前端 5~10 cm(图 6-29A)及患儿肛门处皮肤(图 6-29B)	宝宝,阿姨给你轻轻地擦一下小屁屁,宝宝可真乖

A. 润滑肛管前端　　B. 润滑肛门处皮肤

图 6-29 润滑

插管	左手分开肛门处皮肤,显露肛门,右手持肛管轻轻插入肛门内,直至穿过狭窄段,到达扩张段,可有爆破样排气、排便(图 6-30)	家长您好,请协助我维持宝宝体位,我要开始插管了,在我插管的过程中,也请您和我一起观察宝宝的面色、呼吸、口唇颜色以及神情变化,如果有异常,请及时告知我(好的) 宝宝,阿姨在插管过程中,如果想解便,就请做呵气动作,宝宝真乖

续表

操作流程	操作步骤	沟通与说明
插管	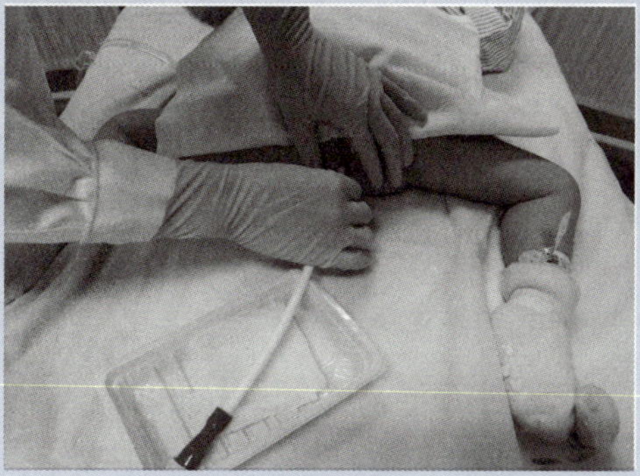 图 6-30　插入肛管	
抽注盐水	操作者左手固定肛管,右手将灌肠器吸量杯内的温盐水 20~50 ml(图 6-31A),自肛管缓缓注入结肠内(图 6-31B),反折肛管 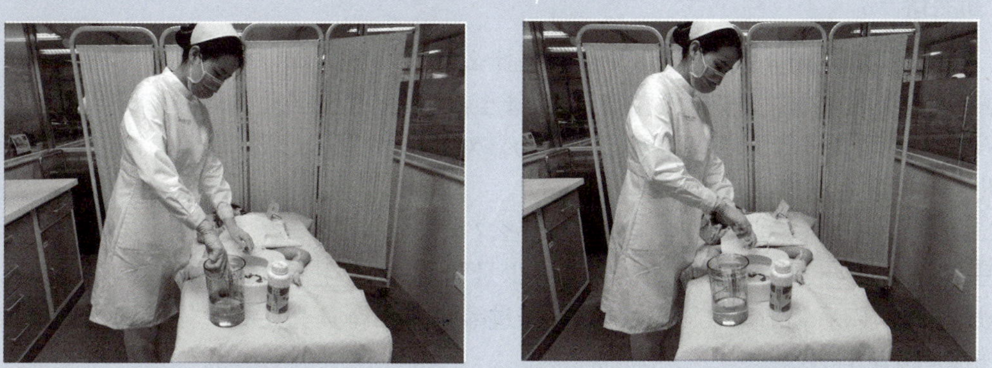 A. 抽吸盐水　　B. 注入盐水 图 6-31　抽注盐水	
揉腹	协助者站于患儿左侧,待注水完毕后,轻轻顺时针方向按揉腹部,使灌注液在肠管内流动。按揉数秒后,操作者放开肛管,将稀释的粪便排出或抽出,两人共同配合(图 6-32)。洗肠的时间不能太长,可以分次洗 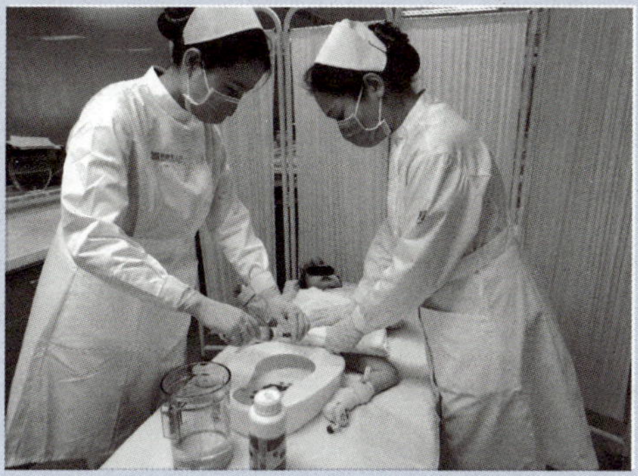 图 6-32　配合按揉腹部	宝宝,阿姨现在开始要给你轻轻地揉小肚肚了,很舒服的哈,宝宝真乖

模块六　儿童专科疾病护理技术

续表

操作流程	操作步骤	沟通与说明
整理用物	(1) 洗肠完毕,为患儿洗净臀部,穿好衣裤 (2) 回灌肠室清理用物。弯盘及肛管先在消毒剂中浸泡,再清洗消毒。洗手,记录洗肠结果	宝宝妈妈,宝宝经过洗肠,已经将肠道内积累已久的大部分粪便排出来了,您不用再担心了(谢谢) 在灌肠治疗期间,需给宝宝进无渣饮食,禁食水果及粗纤维蔬菜,减少洗肠过程中的堵管现象 好,您和宝宝休息吧,有问题请随时告知我,谢谢合作(好的)

▶ 任务评价

巨结肠洗肠技术评价表

▶ 问题探究

1. 巨结肠洗肠操作过程中应该注意的是什么?

答:因反复洗肠、插管易刺激黏膜充血,甚至出血、穿孔。因此,插管时动作应轻柔,肛管上适当多涂液状石蜡。协助者按摩腹部时不可过于用力。对插管特别困难者,也可保留肛管,避免肠穿孔的发生。新生儿及合并肠炎的患儿更应注意。

2. 先天性巨结肠最典型的临床表现是什么?

答:生后 24~48 小时内多无胎便或仅有少量胎便排出,生后 2~3 日出现腹胀、拒食、呕吐等急性低位性肠梗阻表现,以后逐渐出现顽固性便秘,经过灌肠排出奇臭粪便和气体后症状好转,后又反复,严重者须依赖灌肠才能排便。

3. 巨结肠的基本病理变化是什么?

答:巨结肠的基本病理变化是局部肠壁肌间和黏膜下神经丛缺乏神经节细胞,致该段肠管收缩狭窄呈持续痉挛状态,痉挛肠管的近端因肠内容物堆积而扩张,在形态上可分为痉挛段、移行段和扩张段三个部分。

▶ 问题测试

巨结肠洗肠技术在线测试

▶ 职业精神

疫路有你——周雪贞

项目三
重症监护操作技术

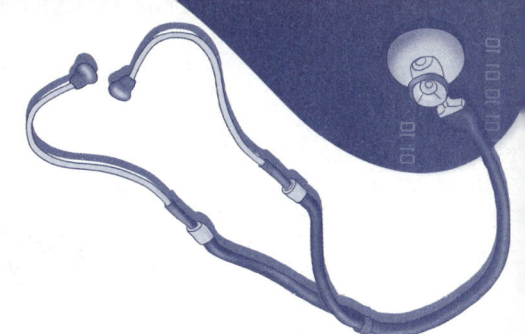

学习目标

知识目标:1. 熟记床边多功能监护仪的使用方法及注意事项。
2. 掌握微量泵的使用方法及注意事项。
3. 掌握使用简易人工呼吸气囊的方法、目的、注意事项。
4. 掌握徒手心肺复苏术的目的、注意事项及心肺复苏术有效指征。

技能目标:1. 掌握床边多功能监护仪报警限的调节。
2. 掌握微量泵的报警处理方法。
3. 掌握简易人工呼吸气囊的使用技术。
4. 能正确判断患者意识、呼吸、大动脉搏动情况;能按护理程序要求,熟练进行徒手心肺复苏操作;能正确评价心肺复苏是否有效。

素养目标:1. 具有良好的礼仪规范,行为举止符合礼仪要求。
2. 具有很好的护患沟通能力,与患儿及其家长沟通融洽。
3. 具有较强的人文关怀理念,对患儿关怀备至。
4. 热爱护理工作,践行社会主义核心价值观。

临床案例

患儿,男,1 岁 7 个月,体重 15 kg,因误服地高辛后精神反应差 1 天入院。入院前 1 天患儿误服地高辛(患儿家长估计约为 5 mg),患儿家长发现后紧急送至医院,给予洗胃等治疗。

体格检查:心率 68 次/分,呼吸 32 次/分,血压 88/40 mmHg。患儿神志清,反应差,呼吸平稳,四肢末梢暖。入院后辅助检查:心电图示二度Ⅱ型房室传导阻滞,心脏超声示射血分数为 68%,动脉血气分析显示乳酸及氧分压均正常。未予抗心律失常药物治疗。入院后 8 小时突发心跳停止,立即行心肺复苏抢救。

案例分析

1. 为监测患儿生命体征,应用床边多功能监护仪进行监测。
2. 应用微量泵为患儿持续泵入镇静药物。
3. 发现患儿心脏骤停,立即实施心肺复苏技术。
4. 为纠正患儿低氧血症,应用简易人工呼吸气囊改善通气。

任务一　床边多功能监护仪操作技术

床边多功能监护仪由心电信号输入、显示器、记录器、报警装置及其他辅助装置组成,通过在患儿的体表放置电极片,由导线连接到监护仪上,可以实时、动态、连续监测患儿的心电图、血压、呼吸、氧饱和度等参数的变化。

▶ 目的

1. 实时监测患儿心脏搏动频率、节律、血压、呼吸、氧饱和度等参数。
2. 早期发现患儿的病情变化,及时给予积极有效的抢救措施。

▶ 计划

1. **护士准备**　着装整洁,洗手,戴口罩。
2. **用物准备**　多功能心电监护仪、电极片、血压袖带(宽度型号与年龄、上臂长度相匹配)、血氧探头、纱布、手消毒液(图6-33)。

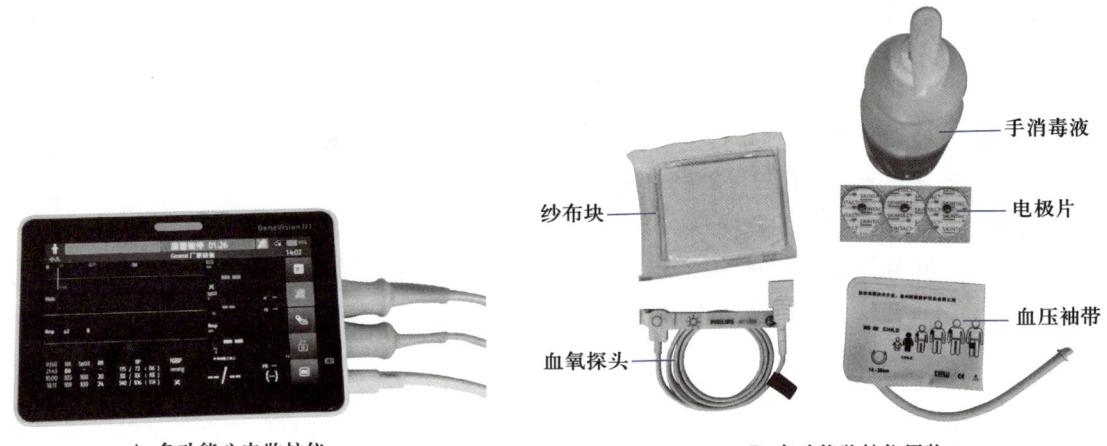

A. 多功能心电监护仪　　　　　　　　　　B. 多功能监护仪用物

图6-33　床边多功能监护仪用物准备

3. **环境准备**　病室安静、明亮、整洁,无电磁波干扰。

▶ 实施

床边多功能监护仪操作技术视频

床边多功能监护仪操作技术实施见表6-9。

表6-9 床边多功能监护仪器操作技术

操作流程	操作步骤	沟通与说明
核对解释	核对患儿,向患儿家长解释床边多功能心电监护仪使用目的及过程,取得配合	家长您好,我是护士小×,请问您的宝宝叫什么名字?(我的宝宝叫×××)我核对一下宝宝的腕带信息。由于您宝宝的心电图异常,要为宝宝做一个床边多功能监护。就是用一个小电视来显示宝宝的心跳及呼吸情况,宝宝不会有不舒服的感觉(好的,谢谢)
评估患儿	评估患儿年龄、病情及合作程度等;评估患儿胸前区皮肤是否有破溃、疖肿、瘢痕;评估患儿佩戴袖带及血氧探头侧肢体皮肤是否完整,末梢循环是否良好	宝宝,阿姨看看你的小胸脯。家长,宝宝的皮肤完整无破损,末梢循环良好。我去准备用物,您稍等(好的)
检查仪器	连接心电监护仪电源,打开主机开关。连接心电导联、血压袖带及血氧探头	
摆放体位	协助患儿取平卧位	家长您好,宝宝叫什么名字?(我的宝宝叫×××)我再看一眼宝宝的腕带。现在给宝宝做监护 宝宝,躺平一下,这样舒服吗(可以)
清洁皮肤	用纱布清洁患儿胸前皮肤、指甲,保证电极、血氧探头与皮肤表面接触良好	宝宝,我们擦一下,稍微有点儿凉
心电监测	(1)选择大小合适的电极片贴于胸腹部皮肤完整处。正电极(黑色)位于左锁骨下,负电极(白色)位于右锁骨下,接地电极(红色)放于左下腹(图6-34) 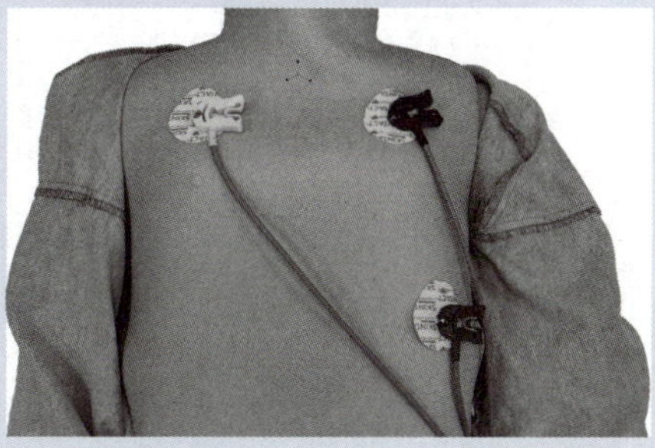 图6-34 电极片位置 (2)根据情况选择所需要的心电导联,一般选择Ⅱ导联作为显示波形,调节波幅,根据年龄、病情、基础心率等设置心率和呼吸适当的报警范围	接下来我们要在身上贴3张小贴画了。1个、2个、3个,好了,宝宝真乖
血氧饱和度监测	将血氧饱和度指套夹在患儿手指末端,亮灯对准指甲,固定妥当(图6-35)。根据患儿病情设置报警限 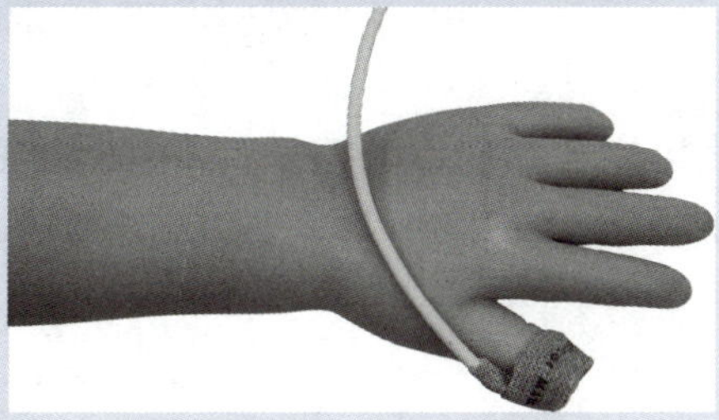 图6-35 血氧探头位置	宝宝,我们在手指上放一个亮灯的小指套,看,指甲变红色啦

续表

操作流程	操作步骤	沟通与说明
血压监测	选择型号适宜的血压袖带,在另一侧上肢放置袖带,松紧适宜。按下开始按钮测量血压(图6-36)。根据医嘱选择手动测量或自动测量设置间隔时间。根据年龄及病情,设置报警限  图6-36 血压袖带	宝宝,我在你胳膊上绑一个带子,一会儿会有一点儿紧的感觉,别紧张,很快就松开了
整理记录	(1) 记录屏幕上显示的心率、呼吸、氧饱和度及血压数值,按时记录监测结果,发现异常及时报告医生 (2) 整理用物,洗手	家长,我已经为宝宝做好了监测,请您尽量不要在监护仪旁边接打电话,谢谢您的配合。您和宝宝好好休息,有事按呼叫器(好的,谢谢)

▶ **任务评价**

 床边多功能监护仪操作评价表

▶ **问题探究**

1. 如何设置报警限?

答:根据患儿的年龄、病史及病情正确设置上下界报警极限,一般情况下,以正常值上下10%~20%设置报警范围。

2. 多功能监护期间,如何做好皮肤护理?

答:选择合适的电极片、血氧探头和血压袖带;保持皮肤的清洁,如有电极片过敏者,可以先涂保护膜再贴电极片;粘贴及捆绑松紧适宜;每日更换电极片位置,血氧探头2~4小时更换部位。如有皮肤发红及时更换,并做相应处理。

3. 如何进行多功能监护仪的消毒处理?

答:屏幕只能选用清水擦拭,使用后的导联线可用含氯消毒液擦拭,再用清水擦拭晾干。过长的导线可弯成较大的圆圈扎起,放置塑料袋或布袋内以保持清洁、整齐,以备使用。

▶ **问题测试**

床边多功能监护仪操作在线测试

▶ **职业精神**

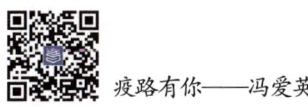
疫路有你——冯爱英

任务二　微量泵(推注泵)操作技术

微量泵(推注泵)是一种可以精确、连续输注液体药物的装置,可将药液用量准确、匀速、连续地注入患儿的血管内。

▶ **目的**

准确控制输液速度,使药物速度均匀、用量准确地进入患儿体内进而发挥作用。

▶ **计划**

1. **护士准备**　着装整洁,洗手,戴口罩。
2. **用物准备**　微量泵(推注泵)、注射器、延长管、药液、输液标签、消毒棉签、护理记录单、手消毒液(图6-37)。

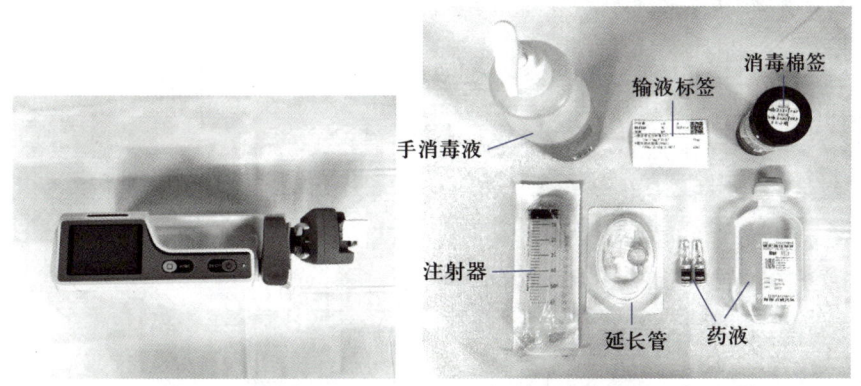

A. 微量泵（推注泵）　　　B. 微量泵（推注泵）用物

图6-37　微量泵(推注泵)用物准备

3. **环境准备**　清洁、安全、光线明亮。

▶ **实施**

微量泵(推注泵)操作视频

微量泵(推注泵)操作技术实施见表6-10。

表 6-10 微量泵(推注泵)操作技术

操作流程	操作步骤	沟通与说明
核对解释	核对患儿,向患儿家长解释使用微量泵(推注泵)的目的及过程,取得配合	您好,我是护士小×,请问您的宝宝叫什么名字?(我的宝宝叫×××)让我核对宝宝的腕带信息。由于宝宝需要浅镇静,遵医嘱为宝宝持续泵入镇静药物,我们会用微量泵泵入药液,这样速度更均匀更安全(好的,谢谢)
评估患儿	评估患儿年龄、病情、意识状态及合作程度;评估留置针及周围皮肤情况	您好,我先看一下宝宝的留置针和周围皮肤情况。(可以)家长,宝宝的留置针贴膜固定良好,无卷边。周围皮肤完整无红肿。我去准备用物,您稍等(好的,谢谢)
药液准备	选择合适的注射器配置好药液,接上延长管,排尽空气,在针筒上贴标签,并签名(图 6-38) 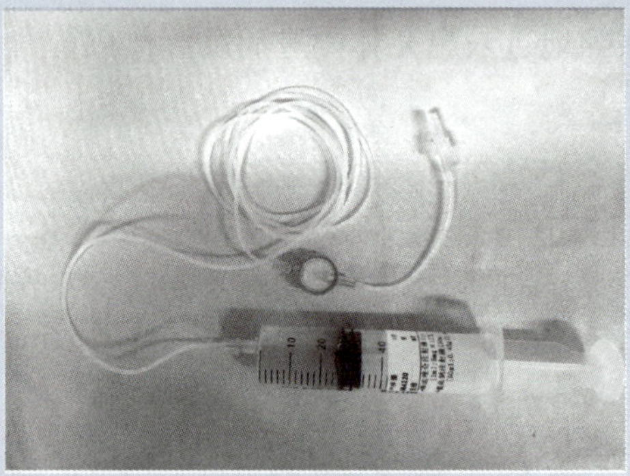 图 6-38 药液准备	
微量泵准备	(1) 携用物至床旁,再次核对 (2) 将微量泵固定在合适位置并接通电源,打开电源开关,微量泵自检(图 6-39) 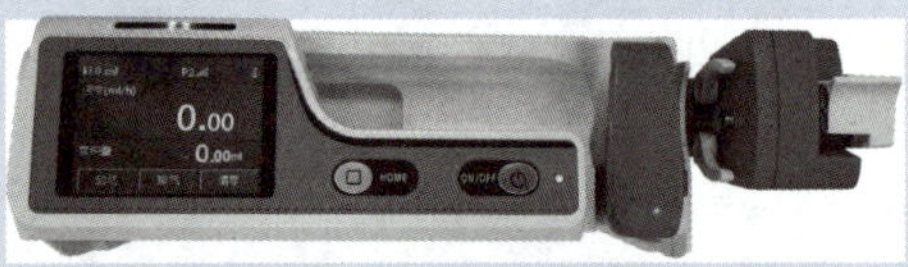 图 6-39 微量泵开机自检 (3) 将注射器正确放置于微量泵轨道上,待微量泵确认针筒大小。按医嘱设置输液速度	您好,请问宝宝叫什么名字?(我的宝宝叫×××)我再看一眼宝宝的腕带。现在要给宝宝输液了。您看要不要给宝宝换个纸尿裤?宝宝,现在这样躺着可以吗(可以)
输注药液	(1) 按启动键,待有一滴药液排出后按停止键 (2) 连接静脉输液系统,再次核对患儿信息和药物信息,按启动键,微量泵开始工作(绿色指示灯闪烁)(图 6-40) 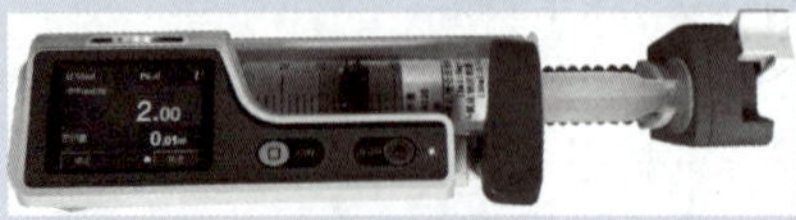 图 6-40 微量泵工作状态 (3) 再次确认输液速度	您好,请问宝宝叫什么名字?(宝宝叫×××)好的,我们准备开始输液了

操作流程	操作步骤	沟通与说明
安置及告知	(1) 协助患儿取舒适体位,整理衣物及床单位。放置呼叫器 (2) 告知注意事项	您好,我已经为宝宝输上液了,如果您需要帮助或发现宝宝输液部位发红、疼痛,可以随时按呼叫器叫我。也请您不要自行调节输液泵速度或搬动输液泵,宝宝输液侧肢体不要进行激烈活动(好的)
整理记录	推车回治疗室,整理用物 洗手,记录时间,签字	

▶ 任务评价

 微量泵(推注泵)操作技术评价表

▶ 问题探究

1. 出现血液回流应如何处理？

答：回血时间短,血液未凝固,可用生理盐水注射器将回血回输。若回血已经凝固发生堵管,切勿用力推注,避免血凝块在推力作用下进入血液循环；微量泵使用完毕后,应用生理盐水正压封管。

2. 如何减少微量泵报警？

答：熟悉微量泵的性能及操作程序,掌握不同用药剂量及速度换算；规范操作程序,连接微量泵前用生理盐水通针,保证管路通畅；使用过程中加强巡视,观察延长管有无打折、脱落,严格床边交班；确保电源连接紧密,注射器正确卡入微量泵卡槽内。

3. 如何保养微量泵？

答：设置有自备电源的微量泵较长时间处于备用状态时,应参照说明书定期充电,以防在无电源的情况下紧急使用而无法启动；机器应置于干燥处,同时保持机器表面清洁,避免使用腐蚀性强的消毒剂擦拭机器表面；严格执行"四定"制度,即做到固定保管人员、固定摆放位置、定时清点、定期保养维修并做好检查与使用记录。

▶ 问题测试

 微量泵(推注泵)操作技术在线测试

▶ 职业精神

 疫路有你——刘江龙

任务三 简易人工呼吸气囊使用技术

简易人工呼吸气囊,又称加压给氧气囊或简易呼吸器,它是进行人工通气的简易工具,具有携带方便,操作简单安全等优点,能迅速建立人工呼吸、纠正低氧血症。常用于建立人工气道前的抢救、各种危重患儿的转运及人工气道患儿的吸痰,在临床中被广泛使用。

▶ 目的

1. 呼吸微弱或呼吸停止者的紧急通气。
2. 气管插管前正压给氧,预防插管过程中缺氧加重。
3. 人工膨肺技术。

▶ 计划

1. **护士准备** 着装整洁,洗手,戴口罩。
2. **用物准备** 抢救车、简易呼吸气囊、吸氧装置、心肺复苏按压板、手消毒液、记录单等(图6-41)。

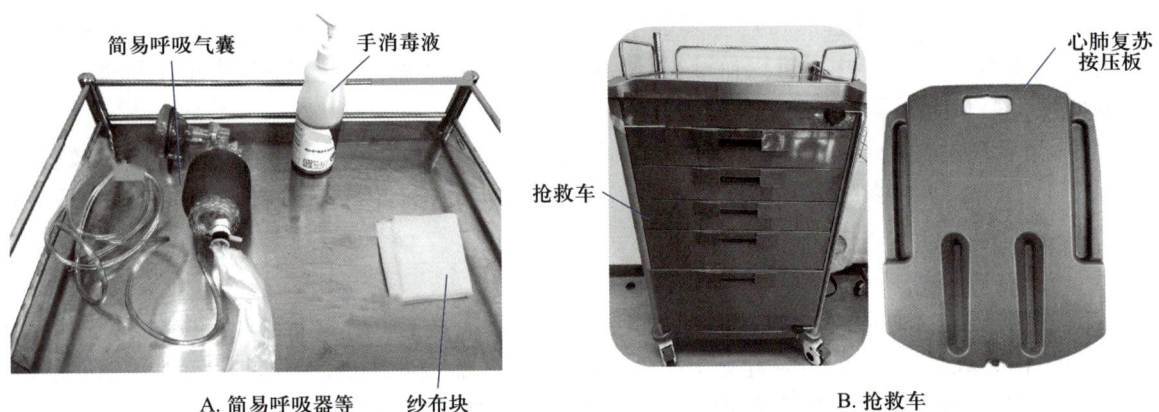

图6-41 简易人工呼吸气囊使用技术用物准备

3. **环境准备** 床单位周围宽敞,必要时用屏风遮挡。

▶ 实施

 简易人工呼吸气囊使用技术操作视频

简易人工呼吸气囊使用技术实施见表6-11。

表6-11 简易人工呼吸气囊使用技术

操作流程	操作步骤	沟通与说明
判断环境安全	确认现场环境安全	护士巡视病房时发现患儿面色青紫,口唇发绀
判断意识状态	双手轻拍患儿双肩并在患儿左右耳边大声呼唤	轻拍双肩,双侧呼唤:"宝贝、宝贝,你还好吗?"单侧耳聋需呼叫双侧,不能摇晃患儿

续表

操作流程	操作步骤	沟通与说明
启动急救系统	呼叫医生抢救、他人准备用物,记录复苏开始时间	快来人帮忙,××床需要抢救,推抢救车及除颤仪。记录时间精确到分钟(×时×分)
摆放复苏体位	移床头桌,撤床头,放床挡,去枕,掀被子,取仰卧位,解衣领、衣扣、松裤子(或纸尿裤),充分暴露胸部	充分暴露胸部
评估脉搏及呼吸	判断有无呼吸或有无濒死叹息样呼吸,并同时检查动脉搏动 (1) 评估呼吸方法:视线与胸廓水平,观察胸部起伏、听呼吸音、感觉有无气体呼出 (2) 评估脉搏方法:颈动脉搏动:示指、中指并拢,触及气管正中部位,滑向同侧胸锁乳突肌凹陷处 2~3 cm,触摸颈动脉搏动(图 6-42A)。1岁以下婴儿要触摸肱动脉(图 6-42B)或股动脉搏动(图 6-42C)	评估方法准确,评估时间为 5~10 秒。观察胸部起伏:1001、1002……1007 评估结果:患儿有颈动脉搏动,自主呼吸消失,给予人工呼吸器辅助呼吸

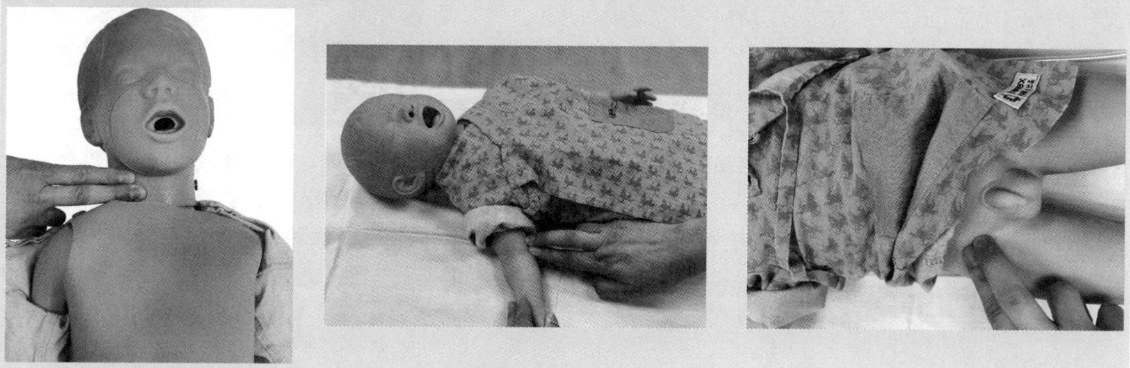

A. 评估颈动脉搏动　　B. 评估肱动脉搏动　　C. 评估股动脉搏动

图 6-42　评估脉搏

检查气道	检查气道有无异物和活动牙齿;患儿头部保持正中位	依据患儿情况清理呼吸道。患儿口鼻腔内无分泌物
开放气道	(1) 仰头抬颏法:抢救者左手小鱼际置患儿前额,用力向后压使其头部后仰,右手示指、中指置于患儿下颌骨下方,将颏部向前上抬起。(图 6-43) (2) 推举下颌法:适用于怀疑有颈部损伤患儿,抢救者双肘置患儿头部两侧,双手示、中、环指放在患儿下颌角后方,向上或向后抬起下颌(图 6-44)	注意手指置于下颌骨骨性组织,以免阻塞气道 保持患儿头部正中位,不可左右扭动 当仰头抬颏法不起作用或疑似脊柱受伤时,采取推举下颌法

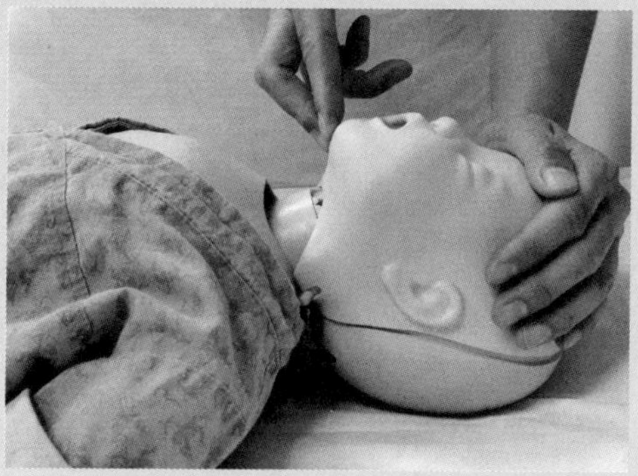

图 6-43　仰头抬颏法 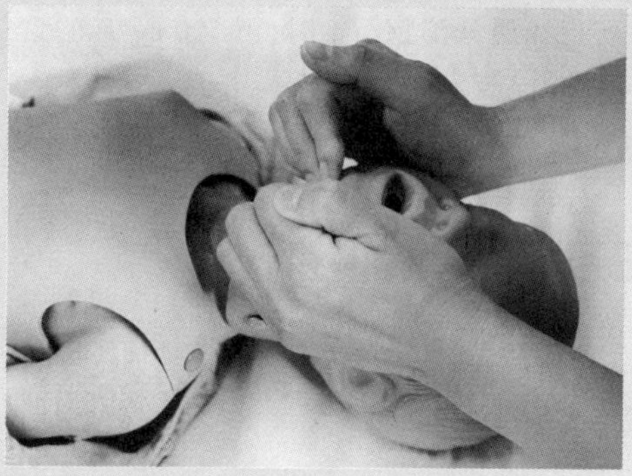　　图 6-44　推举下颌法

续表

操作流程	操作步骤	沟通与说明
简易呼吸气囊使用技术	(1) 站在患儿头部正上方位置 (2) 连接氧源,调节氧流量至 8~10 L/min (3) 将面罩扣紧患儿口、鼻部,使用 EC 手法固定(双手示指、拇指固定并下压面罩,中指、环指、小指抬起下颌保持气道开放)(图 6-45) (4) 挤压球囊给予 2 次通气。观察胸廓有无起伏 (5) 以 20~30 次 / 分钟的频率进行 2 分钟简易呼吸气囊通气,每次送气 1 秒钟	每次给气时间不少于 1 秒 面罩方向正确 EC 手法正确,面罩固定紧密;面罩勿施压于眼睛 通气有效但避免过度通气 若患儿有自主呼吸,简易呼吸气囊辅助呼吸应与患儿的呼吸同步

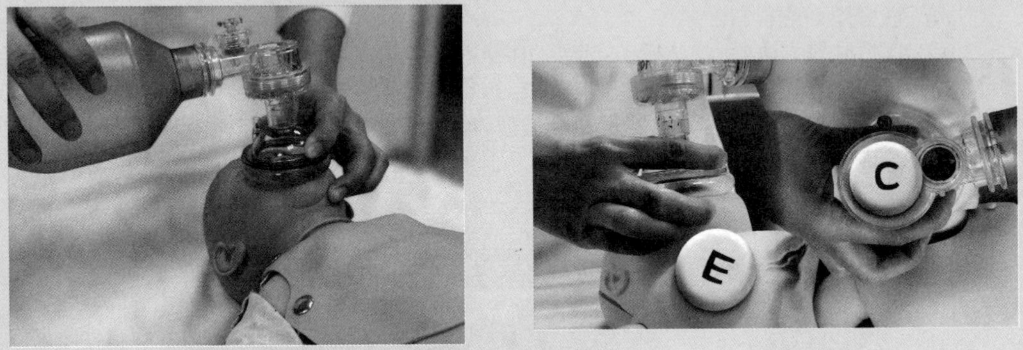

A. 复苏囊加压给氧　　　　　　　　　B. EC手法

图 6-45　简易呼吸器使用

再次评估	(1) 完成 2 分钟通气后,再次评估患儿意识、呼吸、颈动脉搏动、瞳孔、四肢末梢循环 (2) 患儿颈动脉有搏动,自主呼吸恢复,复苏成功	复苏有效指征: (1) 患儿自主呼吸恢复,颈动脉搏动可触及,瞳孔较前缩小,对光反射存在,患儿颜面、口唇、甲床发绀较前减轻,末梢循环恢复 (2) 患儿颈动脉有搏动,自主呼吸恢复,继续观察与治疗;患儿有颈动脉搏动,无自主呼吸,继续简易呼吸器使用;患儿无颈动脉搏动,无自主呼吸,立即心肺复苏
记录复苏成功时间	记录复苏成功时间	记录时间精确到分(×时 × 分)
遵医嘱吸氧	遵医嘱给予患儿鼻导管吸氧 2 L/min	
整理床单位	整理衣物及床单位,协助患儿取舒适体位,安慰患儿	宝贝,刚才遇到了一些小麻烦,不用紧张,我们现在就去急救室
整理用物	整理并处理用物,简易呼吸器的处理:一次性面罩弃于医疗垃圾桶内;简易呼吸器用 75% 乙醇擦拭、待干、密封备用;如遇分泌物污染时,用 500 mg/L 的含氯消毒剂浸泡 30 分钟,冲洗待干,密封备用	
洗手、记录	洗手,记录复苏过程、签字	

▶ **任务评价**

简易人工呼吸气囊使用技术评价表

▶ 问题探究

1. 如何检查简易人工呼吸气囊？

答：(1) 外观检查，检查面罩充气良好，简易呼吸器结构完好，各部件连接紧密，无破损。

(2) 检查储氧囊，球囊充氧后，储氧囊充盈良好、无漏气。

(3) 检查球囊，关闭减压阀(减压阀不能向上提拉为关闭状态)，一手堵住简易呼吸器出气口，一手挤压球囊，观察有无漏气。

(4) 检查呼吸阀，打开减压阀(减压阀能向上提拉为开放状态)，将简易呼吸器面罩朝向操作者面颊，挤压球囊，感觉有足量气流吹出。

2. 简易呼吸器每分钟的通气频率是多少？

答：针对所有儿童复苏场景，建议将辅助通气频率增至 2~3 秒通气 1 次（每分钟通气 20~30 次）。

3. 如果患儿脊柱可疑损伤，使用简易呼吸器时用什么手法开放气道？

答：采取推举下颌法。将双手置于患者两侧下颌角下方，双手提起下颌前移，后用两拇指分开双唇，使嘴唇张开。

▶ 问题测试

简易人工呼吸气囊使用技术在线测试

▶ 职业精神

疫路有你——李静

任务四　心肺复苏术

心肺复苏术是用人工的方法使患儿迅速建立有效的循环和呼吸，恢复全身血氧供应，防止加重脑缺氧，促进脑功能恢复，挽救患儿生命。

▶ 目的

1. 通过实施基础生命支持技术，建立患儿的循环、呼吸功能。
2. 保证重要脏器的血液供应，尽快促进心跳、呼吸功能的恢复。

▶ 计划

1. **护士准备**　着装整齐，修剪指甲、洗手，戴口罩。
2. **用物准备**　抢救车、心肺复苏板、脚凳、简易呼吸器、吸氧装置、纱布、弯盘、血压计、手电筒、手表、手消毒液。
3. **环境准备**　床单位周围宽敞，必要时用屏风遮挡。

实施

儿童心肺复苏术操作视频

儿童心肺复苏术和婴儿心肺复苏术的实施分别见表 6-12、表 6-13。其中,儿童是指 1 岁至青春期的患儿;婴儿是指小于 1 岁的患儿,不含新生儿。

表 6-12　儿童心肺复苏术

操作流程	操作步骤	沟通与说明
评估意识及周围环境	双手轻拍患儿双肩,并在患儿双耳边大声呼唤。确认周围环境是否安全	请大家离开患儿。护士拍打患儿双肩,轻拍高喊:"宝贝、宝贝,你还好吗?"患儿没有反应
启动应急反应系统	(1) 呼叫他人,推抢救车至患儿床旁 (2) 记录抢救开始时间	快来人,患儿需要抢救,推抢救车、除颤仪
评估呼吸、脉搏	(1) 扫视患儿胸部,观察胸部起伏 (2) 触摸颈动脉或股动脉搏动,时间至少 5 秒,但不超过 10 秒 (3) 评估颈动脉搏动:示指、中指并拢,触及气管正中部位,滑向同侧胸锁乳突肌凹陷处 2~3 cm,触摸颈动脉搏动 (4) 评估股动脉搏动:将 2 根手指放置大腿内侧,髂骨和耻骨之间,正好在躯干和大腿交汇处的折痕以下	评估时间:5~10 秒。如果没有确切感受到脉搏,从胸外按压开始心肺复苏 一手触摸颈动脉,同时观察胸部起伏,1001、1002……1007,患儿颈动脉未触及搏动,无自主呼吸,立即给予心脏按压
安置体位	(1) 去掉床头,患儿去枕平卧位 (2) 肩背下齐肩垫复苏板 (3) 三松:松解衣领、衣扣、裤带(纸尿裤)	
胸外按压	(1) 站立或跪于患儿右侧,将双手放在胸骨的下半部,定位后进行按压 (2) 双手掌根重叠,十指相扣,手指翘起不接触胸壁,掌根紧贴患儿胸部皮肤,肘关节伸直,按压深度至少为胸部前后径的 1/3,约为 5 cm,然后迅速放松,使胸廓充分回弹,按压间隙不倚靠患儿胸壁(图 6-46) 图 6-46　双手按压法 (3) 以 30∶2(按压比呼吸)的比率开始心肺复苏,待第二名抢救者到达现场使用简易呼吸器进行通气后,改为 15∶2 的比率	必要时使用脚凳 按压位置、频率准确 胸外按压频率为 100~120 次/分钟

续表

操作流程	操作步骤	沟通与说明
畅通气道，EC手法通气	(1) 第二名抢救者：清除口鼻腔内分泌物或异物，开放气道 ① 仰头抬颏法，抢救者左手小鱼际置于患儿前额，向后压使其头部向后仰约60°，右手示指、中指置于患儿下颌骨骨性标志下方，将颏部向前上抬起。② 推举下颌法，抢救者双肘置患儿头部两侧，双手示、中、环指放在患儿下颌角后方，向上或向后托举下颌 (2) 使用简易呼吸器EC手法进行通气：简易呼吸器连接氧源，调节氧流量为8~10 L/分钟，抢救者站于患儿头颈处，患儿头后仰，托起下颌，使面罩扣紧口鼻部不压迫眼眶，EC手法固定面罩，待第一名抢救者按压15次后，挤压简易呼吸器，给予人工通气2次，观察有无适度胸廓起伏	仰头抬颏法：注意手指不要压向颏下软组织，以免压迫气道抑制呼吸 推举下颌法：适用于怀疑有颈部损伤的患儿，患儿头部保持正中，不能使头后仰，不可左右扭动 EC手法通气频率为12~20次/分，避免过度通气。每次通气应当使胸廓隆起 双人按压与通气比值为15:2，持续时间约2分钟
复苏判断	(1) 再次评估患儿脉搏、自主呼吸、四肢末梢循环、瞳孔、血压，这五项中三项以上恢复即可判定为复苏成功 (2) 记录抢救时间。撤复苏板。遵医嘱吸氧，给予进一步生命支持	患儿脉搏恢复，自主呼吸恢复，颜面、口唇由发绀转红润、末梢转暖，患儿意识恢复。复苏成功，记录时间 评估时间小于10秒
整理记录	(1) 协助患儿取舒适体位，整理床单位，安抚患儿 (2) 处理用物，简易呼吸器按要求处置 (3) 洗手、签字，记录复苏过程、时间	宝贝，刚才遇到了一些小麻烦，现在你怎么样，我们现在就去急救室

表6-13 婴儿心肺复苏术

操作流程	操作步骤	沟通与说明
评估意识	双手轻拍患儿双肩或脚跟，并在患儿双耳边大声呼唤	请大家离开患儿。护士拍打患儿双肩或脚跟，轻拍高喊："宝贝、宝贝？"患儿没有反应
启动应急反应系统	(1) 呼叫他人，推抢救车至患儿床旁 (2) 记录抢救开始时间	快来人，××床需要抢救，推抢救车、除颤仪。记录抢救时间
评估呼吸、脉搏	(1) 扫视患儿胸部，观察胸部起伏 (2) 触摸肱动脉搏动，时间至少5秒，但不超过10秒	评估肱动脉搏动：将2或3根手指放置于患儿的上臂内侧，按下手指感受脉搏，时间为5~10秒。观察胸部起伏，1001、1002…1007，患儿肱动脉未触及搏动，无自主呼吸，立即给予心脏按压
安置体位	(1) 去掉床头，患儿去枕平卧位 (2) 肩背下齐肩垫复苏板 (3) 三松：松解衣领、衣扣、尿裤	
胸外按压	(1) 双指按压技术（单人施救）：将2根手指放在婴儿胸部的中央，不要按压胸骨末端 (2) 双拇指环绕手法（双人施救）：将2根拇指并排放在婴儿胸部的中央，不要按压胸骨末端。对于非常小的婴儿，拇指可能会重叠放置。用双手的手指环绕婴儿的胸部，并支撑婴儿的背部（图6-47） (3) 以30:2（按压比呼吸）的比率开始心肺复苏，待第二名抢救者到达现场使用简易呼吸器进行通气后，改为15:2的比率	必要时使用脚凳 按压位置、频率准确 双指按压技术适用于单人施救者 双拇指环绕手法适用于双人施救者 胸部按压和胸部回弹时间应该大致相同 按压频率为100~120次/分钟 按压深度至少为胸部前后径的1/3，约为4 cm。每次按压结束后，迅速放松，确保胸廓充分回弹，按压间隙不倚靠患儿胸壁。按压中断间隔尽量减少到10秒以内

续表

操作流程	操作步骤	沟通与说明
胸外按压	图 6-47 双拇指按压法	
畅通气道，EC手法通气	(1) 第二名抢救者：清除口鼻腔内分泌物或异物，开放气道：① 仰头抬颏法，抢救者左手小鱼际置于患儿前额，向后压使其头部向后仰约60°，右手示指、中指置于患儿下颌骨骨性标志下方，将颏部向前上抬起。② 推举下颌法，抢救者双肘置患儿头部两侧，双手示指、中指、环指放在患儿下颌角后方，向上或向后托举下颌 (2) 使用简易呼吸器EC手法进行通气：简易呼吸器连接氧源，调节氧流量为 8~10 L/min，抢救者站于患儿头部处，患儿头后仰，托起下颌，使面罩扣紧口鼻部不压迫眼眶，EC手法固定面罩，待第一名抢救者按压15次后，挤压简易呼吸器，给予人工通气2次，观察有无适度胸部起伏	仰头抬颏法：注意手指不要压向颏下软组织，以免压迫气道抑制呼吸 推举下颌法：适用于怀疑有颈部损伤的患儿，患儿头部保持正中，不能使头后仰，不可左右扭动 EC手法通气频率为12~20次/分，避免过度通气。每次通气应当使胸廓隆起 双人按压与通气比值为15：2，持续时间约2分钟
复苏判断	(1) 再次评估患儿脉搏、自主呼吸、四肢末梢循环、瞳孔、血压，这五项中三项以上恢复即可判定为复苏成功 (2) 记录抢救时间。撤复苏板。遵医嘱吸氧，给予进一步生命支持	患儿脉搏恢复，自主呼吸恢复，颜面、口唇由发绀转红润、末梢转暖，患儿意识恢复。复苏成功，记录时间 评估时间小于10秒
整理记录	(1) 协助患儿取舒适体位，整理床单位，安抚患儿 (2) 处理用物，简易呼吸器按要求处置 (3) 洗手、签字，记录复苏过程、时间	宝贝，刚才遇到了一些小麻烦，不用紧张，我们现在就去急救室

▸ **任务评价**

心肺复苏术评价表

▸ **问题探究**

1. 小儿心肺复苏按压深度是多少？

答：按压深度至少为患儿胸部前后径的1/3，大约相当于婴儿4 cm、儿童5 cm。一旦进入青春期（即青少年），应采用成人的按压深度，即至少5 cm，但不超过6 cm。

2. 心肺复苏成功的有效指征是什么？

答:自主呼吸及意识恢复,脉搏恢复(触及颈动脉或股动脉或肱动脉搏动),瞳孔由扩大到缩小,口唇、甲床恢复红润,上肢收缩压达 60 mmHg 以上。

3. 心肺复苏操作时,如何预防及处理胃过度胀气?

答:通气有效,每次通气时间不少于 1 秒。保持气道通畅,以适度胸部起伏为宜,避免过度通气。避免呼吸道压力过大。若已发生胃胀气,可用吸引器吸引,防止胃内食物反流。

▶ 问题测试

 小儿心肺复苏术在线测试

▶ 职业精神

 疫路有你——李静(二)

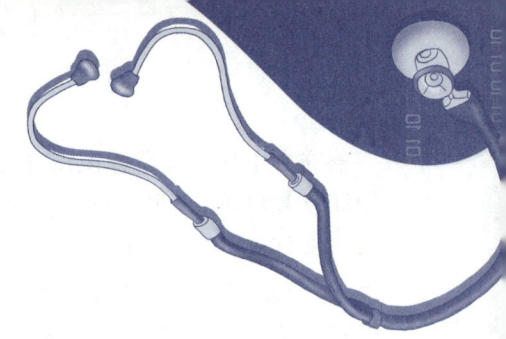

项目四
其他专科护理技术

学习目标

知识目标： 1. 熟记眼、耳、鼻、皮肤黏膜给药技术的目的及适用范围。
2. 熟记眼、耳、鼻、皮肤黏膜给药技术的注意事项。
3. 熟记眼、耳、鼻、皮肤黏膜给药技术护理措施。

技能目标： 1. 能够独立操作眼、耳、鼻、皮肤黏膜给药技术。
2. 掌握眼、耳、鼻、皮肤黏膜给药技术关键环节。

素养目标： 1. 具有良好的职业道德，谨言慎行，忠于职守。
2. 具有很好的护患沟通能力，与患儿及其家长沟通融洽。
3. 具有较强的人文关怀理念，对患儿关怀备至。

临床案例

患儿，男，3岁，出生后发现双眼溢泪伴分泌物2年余，曾行泪道冲洗检查及泪道探通手术。为求进一步手术治疗，以"双眼泪道阻塞"收住院，全身麻醉下行"双眼泪道插管术"。患儿既往无传染病史，无手术史，无药物过敏史。

体格检查： 体温36.3℃，脉搏106次/分，呼吸22次/分，血压120/80 mmHg，神志清醒，可合作。

专科检查： 双眼溢泪，双眼泪囊区无红肿，无皮肤瘢痕。双眼无充血水肿，双眼角膜清亮，双眼前房中深，晶体透明。

辅助检查： 血常规、尿常规、肝肾功能、免疫四项、凝血三项、心电图未见明显异常。

案例分析

1. 为了减轻术后眼部炎症反应，术前需遵医嘱给予患儿眼部滴眼药，防止术后眼内感染、促进伤口愈合。

2. 术前为了准确判断患儿泪道阻塞的程度及眼内目前存在的炎症反应，需要为患儿进行泪道冲洗操作。

任务一 眼部给药技术

眼部给药技术是使用滴管或眼药滴瓶将药液滴入眼部下穹隆结膜囊内的治疗方法。一般应用于眼科手术前后或治疗眼部疾病。

▶ **目的**

1. 眼部疾患患儿应用滴眼液进行局部治疗。
2. 应用散瞳剂、缩瞳剂等进行眼科检查。
3. 角膜、结膜表面麻醉。

▶ **计划**

1. **护士准备** 着装整洁,洗手,戴口罩。
2. **用物准备** 无菌眼药滴瓶(内含医嘱用药液)、无菌棉签、治疗盘、手消毒液、生理盐水、治疗车、分类垃圾桶(图6-48)。

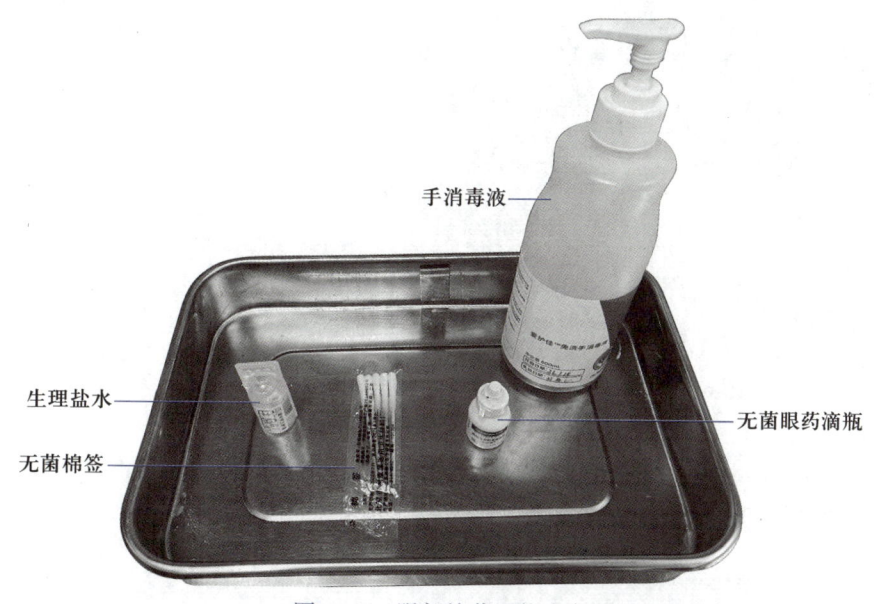

图6-48 眼部给药用物准备

3. **环境准备** 光线充足明亮,病室安全、安静、清洁;必要时屏风遮挡,请无关人员回避等。

▶ **实施**

 眼部给药技术操作视频

眼部给药技术实施见表6-14。

表 6-14 眼部给药技术

操作流程	操作步骤	沟通与说明
操作前评估	评估患儿用药史和过敏史。评估患儿意识状态及配合程度。检查眼部皮肤、球结膜及眼睑结膜情况	您好,我是护士小×,请问您的宝宝叫什么名字?(我的宝宝叫×××)请问宝宝以前有过药物过敏的现象吗?(没有)好的,我来看看宝宝眼部情况,眼部皮肤等没有异常情况,可以用药(好的,谢谢)
核对解释	至患儿床旁,辨识患儿,向患儿家长解释眼部给药的目的及过程,取得配合	您好,请问您的宝宝叫什么名字?(宝宝叫×××)让我核对宝宝的腕带信息。由于宝宝明天要进行泪道插管手术,现在需要给宝宝眼部点眼药水,主要为了防止术后眼内感染,您可以现在带宝宝去下卫生间(好的)
摆放体位	携用物至床旁,核对。协助患儿取舒适的体位(坐位或仰卧位)	请问宝宝叫什么名字?(宝宝叫×××)现在我们要为宝宝点眼药啦,需要让宝宝有一个舒适的体位(可以)
固定体位	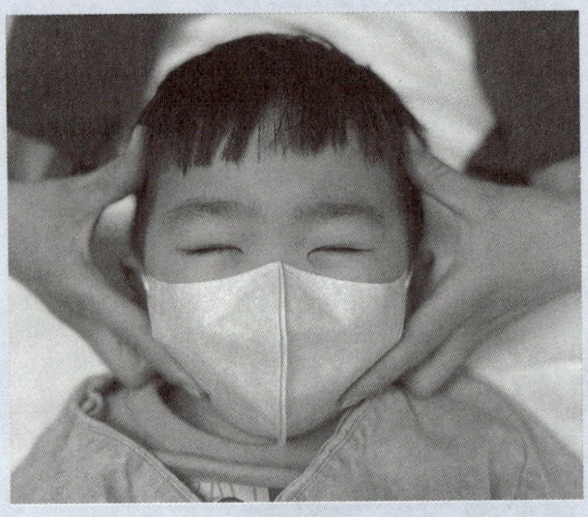 助手站在患儿的头端,用双手固定住患儿的头部(图 6-49)	您好,这是我的助手××,她来帮助我固定一下宝宝的头部,保证眼药的准确滴入(好的)

图 6-49 固定头部

再次核对	用药前再次核对	请问宝宝叫什么名字?(宝宝叫×××)好的
清洁眼部	用无菌棉签蘸生理盐水擦拭患儿眼部分泌物,患儿头稍后仰,将双眼闭合(图 6-50) 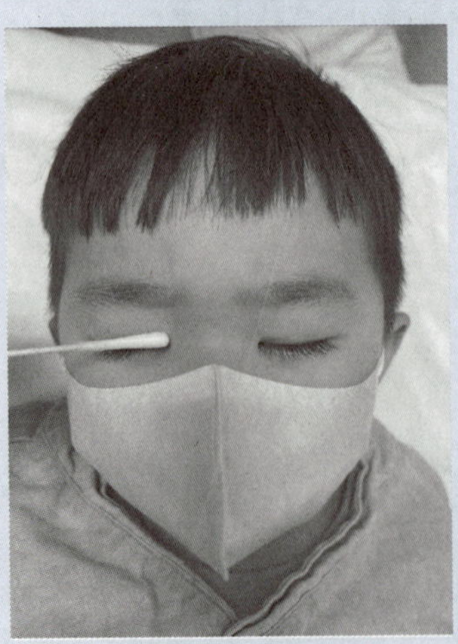	我们现在要擦一下眼睛,有点凉凉的感觉,宝宝不怕

图 6-50 擦拭眼部

续表

操作流程	操作步骤	沟通与说明
正确点眼药	左手持无菌棉签将患儿下眼睑向下牵引,露出下穹隆结膜囊,嘱患儿向上看,右手持滴管或滴瓶,以小指轻置于患儿额头上,距睫毛根部2~3 cm处,将药液1~2滴滴入下穹隆结膜囊内(图6-51) 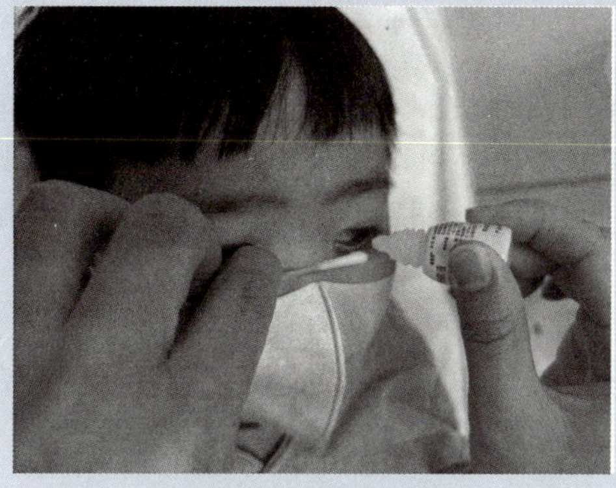 图6-51 正确点眼药	现在给宝宝点眼药啦,请放轻松哦,不要使劲闭眼,阿姨会轻轻的
按压泪囊区	(1) 轻轻提起上眼睑,使药液均匀扩散于眼球表面,并使患儿闭目1~2分钟。用棉签紧压泪囊部2~3分钟(图6-52) 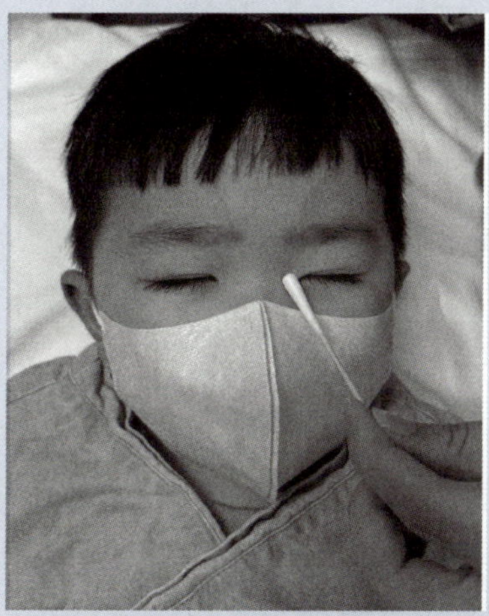 图6-52 压迫泪囊区 (2) 用无菌棉签将多余药液由眼内眦向外轻轻擦拭	为了让眼药充分吸收,不流入鼻腔内,要按压一下宝宝的眼角。请宝宝现在把眼睛闭上休息,阿姨帮宝宝轻轻按压一下,宝宝不要动哦
再次核对	用药后再次核对	请问宝宝叫什么名字(宝宝叫××)
整理用物	观察疗效反应,整理用物,洗手,记录给药时间并签名	谢谢您和宝宝的配合,点药后宝宝眼部若有不舒服的情况,请及时告知我,我会尽快来处理的,还有什么需要帮助的吗?(没有了)您和宝宝好好休息,有事情请按呼叫器(好的,谢谢)

模块六 儿童专科疾病护理技术

▶ **任务评价**

眼部给药技术评价表

▶ **问题探究**

1. 眼部给药需要注意的事项有哪些?

答:(1) 角膜感觉敏感,药液不宜直接滴落在角膜面上。

(2) 角膜有溃疡或眼部有外伤或眼球术后,滴药后不可压迫眼球,也不可拉高上眼睑。

(3) 眼部给药后,应压迫泪囊 2~3 分钟,以防止药液经泪道流入泪囊和鼻腔后经黏膜吸收,避免引起全身反应。

2. 为什么眼部给药后需要短暂闭眼?

答:滴眼液给药后宜闭目。眼皮眨动会增加药水排泄的速度,每眨动眼皮一次,约有 2 ml 的药水经由鼻泪管排泄掉,闭目 1~2 分钟可以增加药水与眼球接触的时间,具有促进药效的功能。

3. 眼部给药后需要向患儿及其家长告知哪些内容?

答:告知患儿保持眼部的清洁,预防感染。告知患儿及其家长滴两种以上眼药水时,需间隔 5~10 分钟。用药后注意有无不良反应,一旦出现严重不良反应需及时就医。

▶ **问题测试**

眼部给药技术在线测试

▶ **职业精神**

无语良师——更有温度的医学人

任务二 泪道冲洗技术

泪道冲洗技术是检查泪道是否通畅,或有外伤性损伤者检查泪小点是否断裂的一种方法。

▶ **目的**

1. 清除泪囊区脓性分泌物,清洁、消炎等。
2. 手术前清洗泪道或验证手术后泪道是否通畅。
3. 用于泪道注入抗生素治疗有手术禁忌证的慢性泪囊炎等。

▶ **计划**

1. **护士准备** 着装整,洗手,戴口罩。
2. **用物准备** 无菌弯盘、泪道冲洗针 5 ml、无菌棉球或棉签、手消毒液、0.9% 氯化钠溶液、表面麻醉药、已消毒泪点扩张器、治疗车、治疗盘、分类垃圾桶(图6-53)。

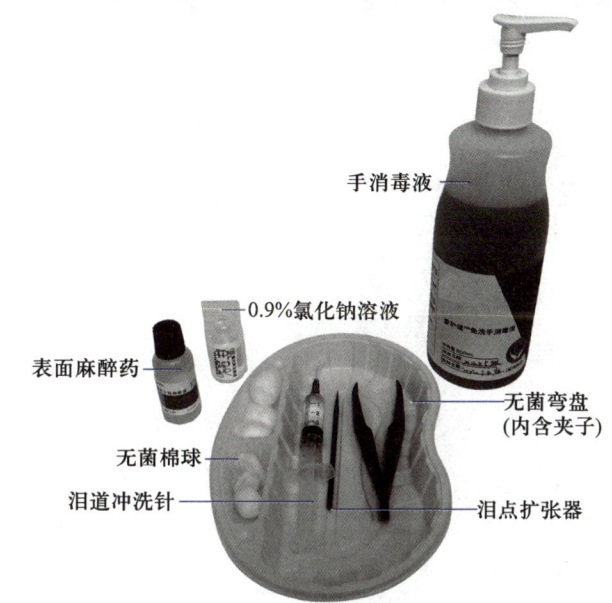

图 6-53　泪道冲洗用物准备

3. 环境准备　安全、安静、清洁；必要时屏风遮挡，请无关人员回避等。

▶ **实施**

泪道冲洗技术操作视频

泪道冲洗技术实施见表6-15。

表 6-15　泪道冲洗技术

操作流程	操作步骤	沟通与说明
操作前评估	评估患儿用药史和过敏史、患儿意识状态及配合程度。检查眼睑及周围皮肤有无感染灶	
核对解释	(1) 携用物至患儿床旁，辨识患儿，核对患儿及眼别 (2) 向患儿及其家长解释泪道冲洗的目的及过程，取得配合	您好，我是护士小×，请问您的宝宝叫什么名字？(我的宝宝叫×××)我核对一下宝宝的腕带信息。宝宝明天要进行泪道插管手术，术前要给宝宝进行泪道冲洗，将泪道内的脓性分泌物冲洗干净，防止感染，不会对宝宝的眼部造成伤害，您现在需要带宝宝先去一下卫生间吗(好的)
摆放体位	协助患儿取舒适的体位(仰卧位)	请问一下宝宝叫什么名字？(宝宝叫×××)我现在要给宝宝做泪道冲洗，我们需要让宝宝平躺。(可以)
再次核对	用药前再次核对患儿及眼别	宝宝叫什么名字？(宝宝叫×××)宝宝存在双侧泪道不通是吧(是的)

模块六　儿童专科疾病护理技术

续表

操作流程	操作步骤	沟通与说明
固定体位	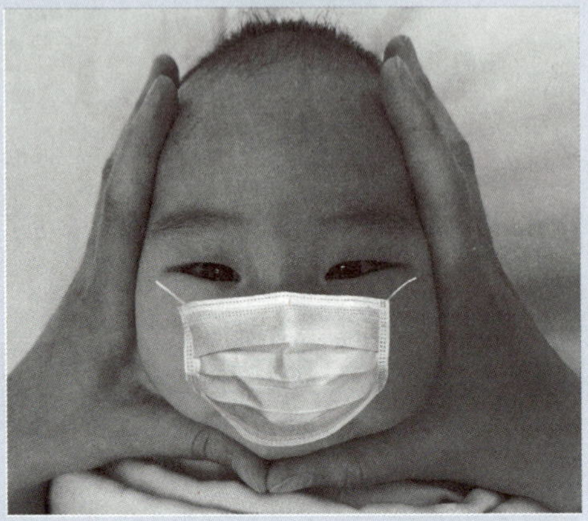 助手站在患儿的头端,用双手固定住患儿的头部(图6-54)	您好,这是我的助手××,她来帮助我固定一下宝宝的体位,避免宝宝头部晃动,以免造成泪小管撕裂伤(好的)
	图6-54 固定头部	
表面麻醉	滴表面麻醉药,30秒后开始冲洗	为了缓解操作中给宝宝带来的不适,先给宝宝眼部点一滴麻药(好的)
暴露泪点	用棉签或棉球拭净眼部分泌物,患儿头稍后仰,眼向上看;左手将患儿下眼睑向下牵引,暴露下泪点(泪小管狭小者应先用泪点扩张器扩大泪点后再行冲洗(图6-55) 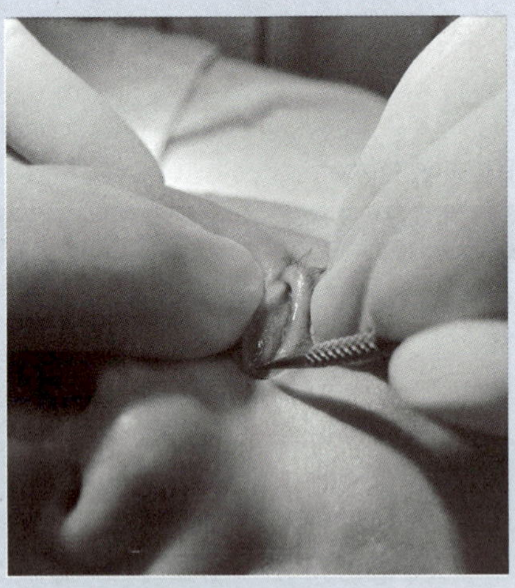	宝宝,阿姨轻轻动一下眼睛,你向上看,不要动哦,不会疼的
	图6-55 扩张泪点	
冲洗泪道	右手持泪道冲洗针将针头垂直插入下泪小管1~2 mm(图6-56),然后转为水平方向向鼻侧进入,到达鼻骨,向内眦部沿泪小管进入5~6 mm缓慢注入冲洗液,将液体缓慢注入泪道,同时查看有无液体流入口鼻腔或经泪小点返回	宝宝,不要动哦,我们马上就好啦,再坚持一下,加油哦

续表

操作流程	操作步骤	沟通与说明
冲洗泪道	图 6-56 冲洗针垂直插入泪点	
冲洗完毕	冲洗完毕后退出针头,用无菌棉球擦净流出的药液及分泌物(图 6-57) 图 6-57 擦拭眼部	好了,我们冲洗完毕了,阿姨给宝宝擦拭一下眼睛,宝宝表现得真棒
告知注意事项	观察疗效反应,告知家长保持患儿眼部的清洁	请您看护好宝宝,不要让宝宝用手揉眼睛,冲洗泪道后,宝宝的眼部会有一些红肿,您不要担心,对宝宝眼部没有影响。如宝宝有任何不舒服的情况,请您及时告知我(好的,谢谢)
整理记录	整理用物,洗手,记录给药时间并签名	您和宝宝好好休息,有事情请按呼叫器

▶ 任务评价

 泪道冲洗技术评价表

模块六 儿童专科疾病护理技术

问题探究

1. 护理人员在进行泪道冲洗操作时有哪些注意事项?
答:(1) 缓解患儿紧张情绪、做好解释工作。
(2) 体位采取卧位或坐位,可适当应用表面麻醉剂,减少患儿疼痛及恐惧。
(3) 泪小点较小、窄时,可用泪小点扩张器扩张。
(4) 冲洗时,缓慢进针,确保进针通畅后方可冲洗。
(5) 规范操作避免假道形成,如局部出现肿胀,建议局部外敷促进吸收。

2. 如何根据泪道冲洗的表现判断泪道及相关组织结构的病变情况?
答:(1) 冲洗无阻力,液体顺利进入鼻腔或咽部,表明泪道通畅。
(2) 冲洗液完全从注入原路返回,为泪小管阻塞。
(3) 冲洗液自下泪点注入,由上泪点反流,为泪总管或鼻泪管阻塞。
(4) 冲洗有阻力,部分自泪点返回,部分流入鼻腔,为鼻泪管狭窄。
(5) 冲洗液自上泪点反流,同时有黏液脓性分泌物,为鼻泪管阻塞合并慢性泪囊炎。

问题测试

泪道冲洗技术在线测试

职业精神

逆光而生——重症监护室的日子

任务三　耳部给药技术

耳部给药技术,是使用滴管或耳药滴瓶将药液滴入耳道内以治疗中耳炎及外耳道炎的治疗方法。此外,如遇耵聍栓塞或外耳道异物取出困难时,也可采用耳部给药辅助治疗。

目的

1. 安全有效地通过局部用药,达到消炎、止痛的目的。
2. 软化耵聍。
3. 麻醉或杀死外耳道昆虫类异物。

计划

1. **护士准备**　着装整洁,修剪指甲,洗手,戴口罩。
2. **用物准备**　方盘、弯盘、滴耳药液、消毒棉签、碘伏、手消毒液。根据需要可备碘伏棉签、3% 过氧化氢溶液、吸引器、消毒吸引器头等(图 6-58)。

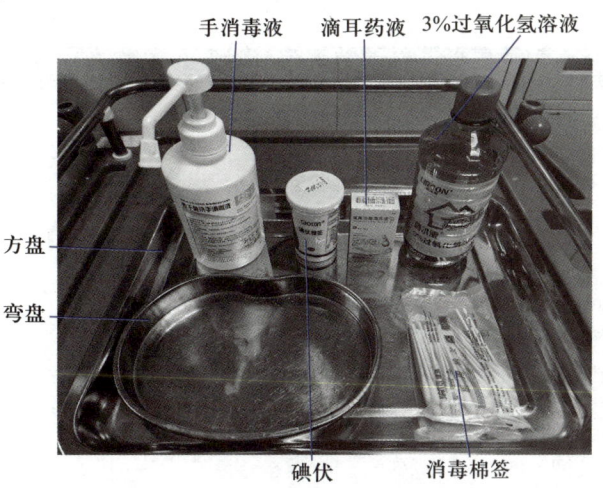

图 6-58 耳部给药技术用物准备

3. 环境准备 保障病室安全、安静、清洁。关闭病室门窗,必要时屏风遮挡,或将患儿携至换药室,请无关人员回避。

▶ **实施**

耳部给药技术实施见表 6-16。

表 6-16 耳部给药技术

操作流程	操作步骤	沟通与说明
核对解释	(1) 核对医嘱,携用物至患儿床旁。核对床号、患儿姓名、滴耳药液名称,检查药液有无沉淀变性、是否在有效期 (2) 向患儿及其家长解释耳部给药的目的及过程,取得配合	您好,我是护士小×,请问您的宝宝叫什么名字?(我的宝宝叫×××)我核对一下宝宝的腕带信息。由于宝宝发生了中耳炎,我们需要用滴耳液来消除炎症,操作不复杂,但需要您和宝宝的配合,可以吗(好的)
安置体位	协助患儿取坐位或卧位,头偏向健侧,患耳朝上	为了方便滴入药液,需要让宝宝向左侧躺在床上,右耳向上,您来帮我护着宝宝好吗(好的)
清洁外耳道	(1) 用消毒棉签拭净耳道内分泌物。必要时用 3% 过氧化氢溶液清洗并用耳道吸引器吸净 (2) 用干棉签拭干耳道	这里有脓液,我先帮宝宝清理一下 宝宝,阿姨帮你把耳朵的脏脏擦出来,擦完耳朵就干净了,慢慢就不疼了。放心吧,阿姨会很轻的,不会疼,如果有一点点不舒服,坚持一下马上就好哦。好了,宝宝配合得真好,真勇敢(谢谢您)
药液加温	将滴耳液瓶放在手掌之间滚动加温,使药液温度接近体温,以免药液过凉滴入耳内诱发眩晕等不良反应	我现在要给宝宝滴入的药物是×××。我会把它先温热一下,这样可以避免过凉刺激导致的不适(一边操作一边介绍)
正确滴药	(1) 患耳朝上,护士用一手将耳郭轻轻牵拉,使耳道变直;另一只手持滴瓶,掌根轻置于耳郭旁,将药液 2~3 滴沿耳郭壁滴入耳道(图 6-59) (2) 滴药后保持该头位 3~5 分钟,并以手指反复轻压耳屏,以产生正负压力变化,促进药液进入耳内。注意观察有无出现迷路反应,如眩晕、恶心、呕吐、眼球震颤等 (3) 外耳道口塞入消毒干棉球,以免药液流出	我现在给宝宝滴药,很快的,2、3 滴就好,但是滴药后需要宝宝继续保持头部不动 3 分钟,便于药物充分进入耳道发挥药效,可以吗(好的)

续表

操作流程	操作步骤	沟通与说明
正确滴药	图6-59 耳部滴药	
整理记录	协助患儿取舒适体位,整理用物,洗手,记录给药时间并签名	好了,我们已经滴完药了,宝宝配合得真好!一会儿如果还有什么不舒服的地方,请及时通知我,我会尽快处理的。(好的)还有什么需要帮助的吗?(没有了,谢谢)谢谢您的配合,您和宝宝好好休息,有事按呼叫器(好的)

▶ 任务评价

耳部给药技术评价表

▶ 问题探究

1. 使用滴耳液前清洁耳道有什么作用?

答:局部用药前先彻底清洁外耳道分泌物并使其干燥,有利于滴药后充分发挥药效。

2. 不同年龄患儿给药时,牵拉耳郭的方向有何要求?

答:3岁以上患儿将其外耳向外上拉、3岁以下将外耳向后下外方牵拉,使其耳道变直,利于药液充分进入耳道内发挥作用。

3. 在进行耳部给药时应注意哪些问题?

答:注意避免滴管触碰外耳道及直接将药液滴至鼓膜。遵医嘱用药,慎用耳毒性药物、腐蚀性药物、粉剂。

▶ 问题测试

耳部给药技术在线测试

▶ 职业精神

疫路有你——崔洁

任务四 鼻部给药技术

鼻部给药是指安全有效地通过鼻腔滴入药物的方法,常用于治疗鼻炎、鼻窦炎或上呼吸道感染所致鼻塞等。

▶ 目的

1. 滴入血管收缩剂,减少分泌,减少鼻塞症状。
2. 通过鼻腔滴药改善鼻腔黏膜状况,达到引流、消炎、消肿作用。

▶ 计划

1. **护士准备** 着装整洁,洗手,戴口罩。
2. **用物准备** 方盘、弯盘、滴鼻药液、生理盐水、消毒棉签、手消毒液等(图 6-60)。
3. **环境准备** 安全、安静、清洁。必要时屏风遮挡,请无关人员回避等。

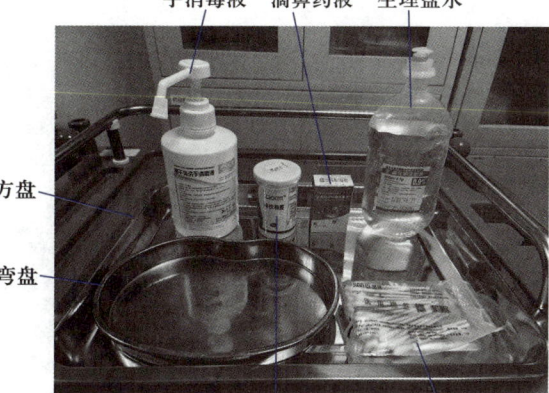

图 6-60 鼻部给药技术用物准备

▶ 实施

鼻部给药技术实施见表 6-17。

表 6-17 鼻部给药技术

操作流程	操作步骤	沟通与说明
核对解释	核对医嘱、药液,携用物至患儿床旁。核对床号、患儿姓名,向患儿及其家长解释鼻部给药的目的及过程,取得配合	您好,我是护士小×,请问您的宝宝叫什么名字?(我的宝宝叫×××)我核对一下宝宝的腕带信息。根据您的宝宝鼻塞较重影响呼吸和吃奶的情况,医生为宝宝开了滴鼻液,可以有效缓解宝宝的鼻塞症状。我现在为宝宝滴药,需要您的配合,好吗(好的)
清洁鼻腔	使患儿仰卧,用消毒棉签蘸少量生理盐水为患者清理双侧鼻腔分泌物	我现在给宝宝清洁鼻腔,可以使药液更好地接触鼻黏膜发挥药效 宝宝不哭,阿姨给你擦干净小鼻子,宝宝滴上药就舒服了
安置体位	协助患儿取仰卧垂头位,充分暴露鼻腔。有时,根据治疗需要也可采取坐位或侧头位 (1) 仰卧垂头位:仰卧、肩下垫枕,颈伸直、头后仰,颏尖朝上,尽量使鼻部低于口部和咽喉部。这种体位可以使药液不易流入咽喉部引起不适 (2) 坐位:取坐位时,头尽量向后仰,充分暴露鼻腔 (3) 侧头位:治疗前组鼻窦炎如上颌窦、额窦炎时,则取侧卧位,患侧朝下,肩下垫枕,头略下垂	现在,我们需要让宝宝仰头,这样可以让滴入的药液更好地流入鼻腔。我来摆放体位,您帮我护着宝宝不要乱动好吗(好的)

模块六 儿童专科疾病护理技术

续表

操作流程	操作步骤	沟通与说明
正确滴药	(1) 用药前再次核对患儿姓名、药品无误 (2) 护士左手轻推患儿鼻尖以充分暴露鼻腔,右手持滴鼻剂在距鼻孔约 2 cm 处,每侧鼻孔轻滴药液 2~3 滴,嘱患儿张口呼吸,勿做吞咽动作(图 6-61)。轻捏鼻翼,使药液均匀分布于鼻黏膜和鼻窦 图 6-61　鼻部滴药 (3) 嘱患儿或协助患儿保持此姿势 3~5 分钟,用棉球将鼻孔外药液擦拭干净	再次与您核对一下信息 我现在来给宝宝滴药,我会尽量轻些,请不要担心 好宝宝,阿姨给小鼻子里滴几滴药,宝宝用嘴喘气,别咽口水哦,马上就舒服了。好了,已经滴完了,乖宝宝不哭哦 滴药后最好让宝宝保持现在的姿势 3~5 分钟,药物能充分吸收(好的)
整理记录	整理用物,洗手,记录给药时间并签名	谢谢您的配合,您和宝宝好好休息,有事按呼叫器(好的)

▶ 任务评价

鼻部给药技术评价表

▶ 问题探究

1. 如何避免滴鼻液流入口咽部造成刺激?

答:采取仰卧垂头位可使鼻部低于口部和喉咙部,这种体位使药液不易流入咽喉部;另外在滴药时指导患儿张口呼吸,勿做吞咽动作,可避免药液进入咽部或气道引起不适。

2. 滴药后,患儿不能坚持仰卧垂头位 3~5 分钟,是否会影响药效?

答:如患儿不能在滴药后保持仰卧垂头位,可以在滴完药后,改成侧卧位 3~5 分钟,也可保证药物作用。

3. 婴幼儿鼻塞可以经常使用滴鼻剂通鼻吗?

答:婴幼儿应尽量少使用滴鼻剂,因为其鼻黏膜很娇嫩,经常使用滴鼻剂会刺激鼻黏膜,影响发育。

▶ 问题测试

鼻部给药技术在线测试

▶ 职业精神

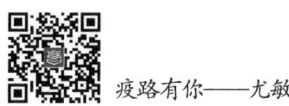
疫路有你——尤敏

任务五 皮肤、黏膜给药技术

皮肤、黏膜给药是指通过皮肤或黏膜涂擦给药的护理方法。

▶ 目的

将药物直接涂于皮肤,以起到局部治疗的作用。

▶ 计划

1. **护士准备**　着装整洁,修剪指甲,洗手,戴口罩。
2. **用物准备**　方盘、弯盘、医嘱药物、消毒棉签、水盆(内盛温开水)、软毛巾、手消毒液等(图6-62)。

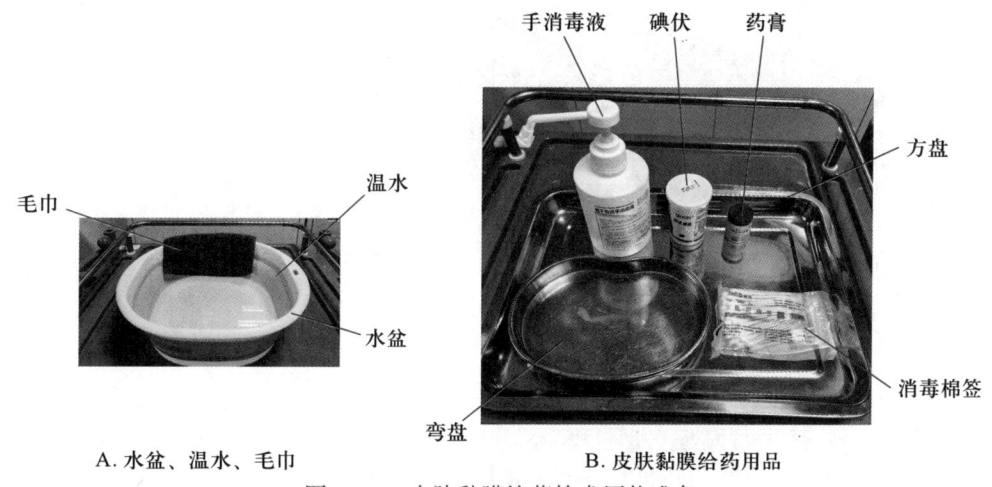

A. 水盆、温水、毛巾　　　B. 皮肤黏膜给药用品

图6-62　皮肤黏膜给药技术用物准备

3. **环境准备**　安全、安静、清洁。必要时屏风遮挡,请无关人员回避等。

▶ 实施

皮肤给药技术操作视频

皮肤、黏膜给药技术实施见表6-18。

模块六　儿童专科疾病护理技术　147

表 6-18 皮肤、黏膜给药技术

操作流程	操作步骤	沟通与说明
核对解释	核对医嘱,携用物至患儿床旁。核对床号、患儿姓名、药物名称,检查药液是否在有效期 向患儿及其家长解释给药的目的及过程,取得配合	您好,我是护士小×,请问您的宝宝叫什么名字?(我的宝宝叫×××)我核对一下宝宝的腕带信息。宝宝现在出现湿疹,很不舒服,我们需要用氧化锌软膏帮他涂抹皮肤来消除炎症、促进皮损愈合,我现在来给孩子涂药可以吗?(好的)
清洁皮肤	(1) 将患儿置舒适体位,掀开遮挡操作部位的衣物,暴露皮损部位 (2) 用软毛巾沾温水或中性肥皂清洁皮肤,如皮炎则只用温水清洗即可	宝宝,阿姨用温水给宝宝轻轻擦洗下皮肤,好让药膏吸收。别担心,阿姨会轻轻的,不会疼,宝宝不哭哦
局部涂药	(1) 用棉签蘸取适量氧化锌软膏涂于患处,不必过厚。除溃疡、大片糜烂皮损外,一般皮损无须包扎(图 6-63)  图 6-63 涂软膏 (2) 除软膏外,有时需根据医嘱使用溶液剂、糊剂、粉剂、酊剂和醋剂等不同剂型的药物涂抹皮肤,方法如下:① 溶液剂:用一次性中单垫于患儿患处,用镊子持浸湿药液的棉球涂抹患部,待干,亦可用湿敷法给药。② 糊剂:用消毒棉签将药糊直接涂于患处,药糊不宜涂得太厚,亦可先将糊剂涂在纱布上,然后贴在皮损处,外加包扎。③ 酊剂和醋剂:用消毒棉签蘸药涂于患处。④ 粉剂:将药粉均匀地扑洒在皮损上 (3) 观察疗效反应,嘱咐患儿家长防止患儿抓挠	您好,再次与您核对一下宝宝叫什么名字?(我的宝宝叫×××)好的,我现在给宝宝涂抹氧化锌软膏,宝宝皮肤破溃面积小,不需要包扎 宝宝不动,阿姨给涂药 好了,宝宝真棒,配合得很好,马上就涂好了
整理记录	整理用物,洗手,记录给药时间并签名	药膏已经涂好了,请问您和宝宝还有什么需要帮助的吗?(没有了,谢谢)不客气,谢谢您的配合。涂药后注意不要让宝宝抓挠,避免抓破或者吃到嘴里。有事请按呼叫器(好的)

▶ **任务评价**

皮肤、黏膜给药技术评价表

▶ 问题探究

不同剂型药物涂抹皮肤有哪些注意事项？

答：糊剂不宜涂得太厚，如为角化过度的皮损，应略加摩擦，除溃疡、大片糜烂皮损外，一般不需要包扎。乳膏剂禁用于渗出较多的急性皮炎。酊剂和醑剂因药物有刺激性，不宜用于有糜烂面的急性皮炎和黏膜以及眼、口的周围。粉剂多次应用后常有粉块形成，可用温 0.9% 氯化钠溶液湿润后除去。

▶ 问题测试

皮肤、黏膜给药技术在线测试

▶ 职业精神

疫路有你——袁欣羽

参考文献

[1] 耿莉华,宋雁宾,张琳琪.护理实训教材·儿科护理分册[M].4版.北京:科学出版社,2013.

[2] 中华人民共和国卫生部,中国人民解放军总后勤部卫生部.临床护理实践指南(2011版)[M].北京:人民卫生出版社,2011.

[3] 楼建华.儿科护理操作指南[M].2版.上海:上海科学技术出版社,2012.

[4] 张琳琪,王天友.实用儿科护理学[M].北京:人民卫生出版社,2018.

[5] 北京儿童医院.北京儿童医院诊疗常规·护理诊疗常规[M].北京:人民卫生出版社,2016.

[6] 吴丽芬,何娇,刘恋.儿童静脉治疗安全与管理[M].郑州:河南科学技术出版社,2018.

[7] 张琳琪.《儿童动脉血气分析临床操作实践标准》要点解读(J).中国护理管理 2021,21(4),592-595.

郑重声明

高等教育出版社依法对本书享有专有出版权。任何未经许可的复制、销售行为均违反《中华人民共和国著作权法》,其行为人将承担相应的民事责任和行政责任;构成犯罪的,将被依法追究刑事责任。为了维护市场秩序,保护读者的合法权益,避免读者误用盗版书造成不良后果,我社将配合行政执法部门和司法机关对违法犯罪的单位和个人进行严厉打击。社会各界人士如发现上述侵权行为,希望及时举报,我社将奖励举报有功人员。

反盗版举报电话　(010) 58581999　58582371
反盗版举报邮箱　dd@hep.com.cn
通信地址　北京市西城区德外大街4号　高等教育出版社法律事务部
邮政编码　100120

读者意见反馈

为收集对教材的意见建议,进一步完善教材编写并做好服务工作,读者可将对本教材的意见建议通过如下渠道反馈至我社。

咨询电话　400-810-0598
反馈邮箱　gjdzfwb@pub.hep.cn
通信地址　北京市朝阳区惠新东街4号富盛大厦1座
　　　　　高等教育出版社总编辑办公室
邮政编码　100029

高等教育出版社　高等职业教育出版事业部　综合分社
地　　址:北京市朝阳区惠新东街4号富盛大厦1座19层
邮　　编:100029
E-mail: chenpk@hep.com.cn
高教社高职医药卫生教师QQ群:191320409

（申请配套教学课件请联系责任编辑）